Dahlke   Fasten Sie sich gesund

W0021698

Ruediger Dahlke

Fasten Sie sich gesund

Das ganzheitliche Fastenprogramm

IRISIANA

IRISIANA

Bibliografische Information Der Deutschen Bibliothek:
Die Deutsche Bibliothek verzeichnet diese Publikation in der Deutschen
Nationalbibliografie; detaillierte bibliografische Daten sind im Internet unter
http://dnb.ddb.de abrufbar.

© Heinrich Hugendubel Verlag, Kreuzlingen/München 2004
Alle Rechte vorbehalten

Textredaktion: Oliver Neumann
Umschlaggestaltung: Die Werkstatt München / Weiss · Zembsch,
unter Verwendung eines Fotos von zefa visual media, München
Produktion: Ortrud Müller
Satz: EDV-Fotosatz Huber / Verlagsservice G. Pfeifer, Germering
Druck und Bindung: Druckerei Huber, Garching-Hochbrück
Printed in Germany

ISBN 3-7205-2493-0

Inhalt

Vorwort 9

I Fasten – Die Grundlagen 13
1 Warum ist Fasten sinnvoll? 13
Wieso funktioniert das Fasten so gut? 14
Fasten ist modern 15
Gibt es überhaupt Schlacken? 17
Wenn die Fasteneuphorie ausbleibt 18
Nutzen Sie das Fasten als Reise in die eigene Vergangenheit 18
Das Zusammenspiel von Körper, Seele, Geist und Umwelt 19
Der innere Arzt oder Die Selbstheilungstendenzen des Organismus . . . 20
Fasten als weiblicher Gegenpol zur männlichen Machermedizin . . . 22
2 Für wen kommt Fasten in Frage? 23
Chance für die Gesellschaft 24
Problem Eigenverantwortung 25
Bei welchen Symptomen hilft Fasten? 25
Urprinzipien und Archetypen 26
3 Wann ist der richtige Zeitpunkt? 26
Frühlingsfasten 26
Herbstfasten 27
Fasten und Mondphasen 27
4 Was schadet dem Fastenden? 28
Stress und Hektik 28
Medikamente 28
Genussgifte 29
Weitere »Störenfriede« 29
5 Wo sollte man fasten? 30
Kliniken und Sanatorien 30
Seminare 30
Fasten in der Gruppe 31
Im Urlaub, zu Hause oder während der Arbeit? 31

6 Wie oft kann oder soll man fasten? 32

Mit dem Fasten zunehmen 33

7 Wie lange kann oder soll man fasten? 33

8 Welche Probleme können während des Fastens auftreten? 34

Stimmungsschwankungen 34

Der Schlaf 34

Auswirkungen auf die Periode 38

II Chancen während der Fastenzeit 41

9 Innere Ruhe 41

Veränderte Wahrnehmung 41

Entspannung und Meditation 41

Mandala-Malen zur Zentrierung 43

10 Bewegung 43

Wellness und Fitness 43

Ausdauertraining 45

Dehnen 45

Qi Gong und Taiji, Yoga und Feldenkrais 45

Jonglieren und Bewegungsspiele 46

11 So unterstützen Sie die Entgiftung 46

Tepidarium und Sauna 46

Übersäuerung und Fasten 47

Der verbundene Atem zur Entschlackung und als Psychotherapie . . 47

Bäder 48

Entsäuerungsbäder 48

Ausdauerbewegung als Entsäuerungsmaßnahme 48

12 Entgiften, Entschlacken, Loslassen auf allen Ebenen 49

13 Betreuung beim Fasten 49

Äußerer und innerer Betreuer 49

Kommunikation in der Gruppe Gleichgesinnter 50

Wenn man allein fastet 50

14 Seelennahrung während des Fastens 51

III Typische Symptome beim Fasten 55

15 Haut und Gewebe 55

Schlaffe Haut durch Druckabfall 55

Fasten und Alterungsprozesse 55

Fasten und Lebensverlängerung 56

16 Seelische und körperliche Symptome 58

Verschlechterung der Sehfähigkeit 58

Magenprobleme 58

Schwierigkeiten mit dem Gewicht 59

Ängste 60

IV Die Fasten-Varianten 63

17 Welche Fastenarten gibt es? 63

Teilfastendiäten 63

Saftfasten 64

Kartoffel- und Reisdiät 64

Entlastende Obsttage 65

Gemüsetage 65

Gemüsesuppe zum Abnehmen 65

Steak-Salat-Kur 68

Kalorienreduzierte Diäten 68

18 Spezielle Fastenformen 68

Psychotherapie beim Fasten 68

Fastenwandern 69

Fastenschweigen 70

V Das Fasten-Programm 73

19 Vorbereitung und erster Tag 73

Der letzte Apfel 73

Trinken oder Das Wasser des Lebens 74

Welches Wasser eignet sich? 75

Andere Fastengetränke 77

Sucht und Entzugserscheinungen 81

Entgiftungs- und Umstellungsreaktionen 82

Hunger 84

Die Darmreinigung 88

20 Der zweite Tag 94

Leberwickel 94

Kreislauf 96

21 Der dritte Tag 101

Gewinnen Sie den Kampf mit dem »inneren Schweinehund« 101

Das Prinzip Hoffnung 102
Die Bedeutung von Symptomen beim Fasten 102
Fastenkrisen 103
22 Die Krise des siebten Tages 104

VI Nach dem Fasten – Das neue Leben beginnt 107

23 Der erste Aufbautag 108
Nutzen Sie den Sättigungsreflex als Chance 108
Der beste Zeitpunkt für das Fastenbrechen 109
Breakfast als Fastenbrechen 109
Der ideale Fastenrhythmus 109
Kauen als Ritual 110
Trinken und Salz 111
Stuhlgang im Zivilisationsdarm 111
24 Der zweite Aufbautag 112
Was darf ab wann gegessen werden? 112
Rezepte für die Aufbauzeit 113
25 Das Essen nach dem Fasten 114
Ernährungsideologien 114
Artgerechte Ernährung 115
Parallelen zwischen Ernährung und Lebensart 115
Der Mensch und das Schwein 116
Übersäuerung 117
Vollwert oder Halbwert? 118
Das Essen nach dem Fasten: Fazit 125
26 Das Leben nach dem Fasten 127

Anhang 131

Fasten bei uns 131
Adressen 132
Literatur, CDs, MCs und Videos 133
Vita 137
Danksagung 138
Register 139
Anmerkungen 142

Vorwort

Als ich vor gut 30 Jahren regelmäßig zu fasten begann, fühlte ich mich als Außenseiter und wurde nicht selten verlacht. Meinen allerersten Versuch hatte ich noch in der Gymnasialzeit gemacht, was großes Erschrecken bei meinen Eltern hervorrief, die den Hausarzt hinzuzogen. Entsprechende Kommentare waren die Folge ... Außer Otto Buchinger, dem Altmeister des Fastens, und Helmut Lützner gab es in den Sechziger- und Siebzigerjahren im ärztlichen Bereich kaum Vorbilder.

Doch wenn man in die graue Vorzeit abtauchte, ließen sich in allen großen Religionen viele Hinweise aufs Fasten finden. Allein in der Bibel fand ich alle notwendigen Fakten dazu, allerdings natürlich in biblischer Aufmachung.

Als ich Ende der Siebzigerjahre mein erstes Buch schrieb, war es nicht zufällig ein Fastenbuch mit dem Titel *Bewußt fasten*. Das Büchlein gibt es bis heute. Es beruht stark auf den religiösen und spirituellen Grundlagen, die ich damals vorgefunden hatte. Wie so viele andere Fastenbücher – inzwischen ist es ja eine ganze Flut – ist es mittlerweile in die Jahre gekommen.

Heute ist Fasten richtiggehend modern, was sich in vielen Aspekten zeigt. Als ich vor gut 20 Jahren nach einem Ort für die ersten Fastenseminare suchte und bei Klöstern anklopfte, war das Thema zwar nicht unbekannt, das wirkliche Fasten jedoch schon. Nette Äbte fragten mich, was wir denn während des Fastens essen wollten. Darauf hingewiesen, dass wir eben fasten und *gar* nicht essen wollten, reagierten sie meist mit ungläubigem Erstaunen. Mittlerweile führen nicht wenige Klöster und Kirchengemeinden selbst Fastenzeiten durch.

Auch in unseren Seminaren zeigt sich der allgemeine Trend zum Fasten. 1980 starteten wir mit einer kleinen Gruppe von gut 20 Teilnehmern, argwöhnisch beäugt und kritisch bestaunt. Einmal im Jahr hielten wir dieses Seminar ab, dessen Teilnehmerzahl langsam wuchs. Schon bald gab es ein zweites, und es kam zur klassischen Frühjahrsfastenkur eine im Herbst hinzu. Nach einigen Jahren waren es dann schon vier Seminare – zwei im Frühjahr und zwei im Herbst, die hintereinander eine 16-tägige Fastenzeit ermöglichten. Das siebentägige Seminar »Unser Körper – Tempel der Seele« ist ein beschwingter Einsteigerkurs mit Musik, Bewegung und Massagen, »Fasten – Schweigen – Meditieren« bildet einen Gegenpol als strenges, an die Zentradition angelehntes, neuntägiges Fastenexerzitium. In den letzten zehn Jahren waren diese Seminare im Frühjahr wie im Herbst regelmäßig ausgebucht, und lediglich die eigene begrenzte Kapazität – ich esse auch gern zwischen meinen Fastenseminaren – verhinderte weitere Angebote.

Auch das die vierwöchige Krankheitsbildertherapie begleitende, wenigstens 14-tägige Fasten ist mit den Jahren im Heil-Kunde-Zentrum Johanniskirchen zu einer Selbstverständlichkeit geworden und wird längst angenommen. Die Zeiten, da Fastende mitleidig belächelt wurden, sind vorbei. Heute werden sie von einem Heer immer dicker werdender Mitbürger eher mit andächtiger Hochachtung betrachtet und um ihre Gesundheit und Ausstrahlung beneidet.

In einer Zeit des Überflusses und des krank machenden Luxus mausert sich das Fasten zu einem beliebten Ausgleich und ist längst nicht mehr auf religiöse und spirituelle Suchende beschränkt.

Deshalb habe ich der Bitte des Hugendubel Verlages gern entsprochen, ein neues, modernes Fastenbuch für die Gegenwart zu schreiben, das all die Hilfsmittel mit einbeziehet, die eine Fastenzeit heute erleichtern und vor allem auch den Aufbau danach inspirieren können. Dieses Buch will Bilder ins Leben und Farbe ins Fasten bringen und in übersichtlicher, zeitgemäßer Ratgeberform schnell zu den wichtigen Dingen führen und die wesentlichen Fragen beantworten.

In der Naturheilkunde hat sich in den letzten 20 Jahren eine Menge getan, und auch ich habe eine Vielzahl von Programmen entwickelt, die zur Unterstützung des Fastens hilfreich sein können. Hatte ich anfangs noch abgeraten, bei Gewichtsproblemen zu fasten, ist das Fasten für mich inzwischen auch in dieser Hinsicht zu einer wichtigen Unterstützung geworden – vorausgesetzt, man nutzt diese Zeit zu einer Auseinandersetzung mit den eigenen Übergewichtsmustern. So kann ich sagen, dass ich selbst nach langer Erfahrung immer noch neue Möglichkeiten dieser uralten und zugleich so modernen Methode entdecke.

Sich (fastend) selbst zu entdecken und in sich immer neue, ungeahnte Möglichkeiten zu finden, wie es mir selbst vergönnt war, das wünsche ich allen Lesern und »Fastern«. Es ist wirklich leicht, sich gesund zu fasten, und es kann unendlich viel Lust auf das Leben machen.

Ihr Ruediger Dahlke

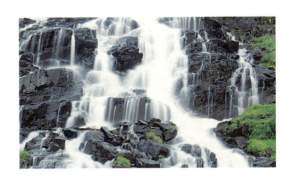

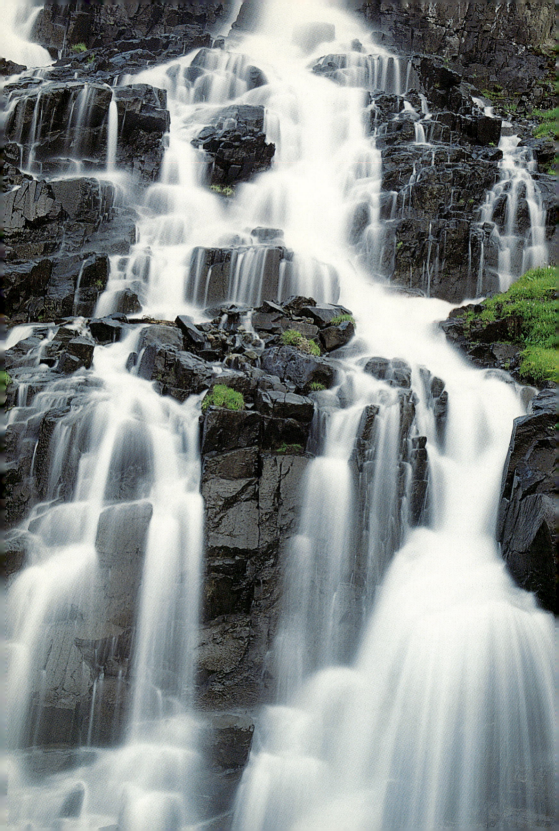

I Fasten – Die Grundlagen

1 Warum ist Fasten sinnvoll?

Wer schon einmal das wunderbare Gefühl nach einem Frühjahrsputz genossen hat oder sich nach langer Zeit dazu aufraffen konnte, sein Arbeitszimmer oder auch nur den Schreibtisch aufzuräumen, weiß ungefähr, wie man sich nach einer Fastenzeit fühlt. Wenn die Ordnung wieder hergestellt ist, steigt der Lebensmut, und die Energien fließen in nicht gekannter Weise. Schon während des Fastens, des inneren Ordnungschaffens, kann sich ein Hochgefühl einstellen. Fastentherapeuten sprechen in diesem Zusammenhang sogar von einer Fasteneuphorie.

Fasten steigert das Lebensgefühl

Fasten ist weit mehr als ein therapeutischer Weg zur Bewältigung gesundheitlicher Probleme: Es ist eine wundervolle Methode, die Lebensstimmung insgesamt zu heben. Oft versetzt es einen sogar in die Lage, in bereits bedrohlichen Situationen das Ruder noch herumzureißen und dem Leben eine neue Richtung zu geben.

In letzter Zeit propagierte man das Auslassen des Abendessens – neudeutsch »Dinner-cancelling« –, um die Stimmung zu heben. Die Wissenschaft hat herausgefunden, dass der fastende Körper vermehrt Wachstumshormone ausschüttet. Wachstum auf den verschiedensten Ebenen scheint in der Tat mit einer Verbesserung der Stimmung einherzugehen. Wenn aber schon der Verzicht auf das Abendessen einen spürbaren Effekt erzeugt, wie groß muss er dann erst beim bewussten Fasten sein, bei dem alle Mahlzeiten ausfallen? Und tatsächlich sind viele Menschen bei ihrem ersten Fasten überrascht, wie stark sich ihr Lebensgefühl verbessert – vor allem wenn die ersten drei Tage, die häufig von Umstellungsphänomenen geprägt sind, hinter ihnen liegen.

Aber noch ein weiteres Geheimnis des Fastens offenbart sich hier. Der Anstieg des Wachstumshormons im Blut beschreibt nur den körperlichen Aspekt. Wichtiger wird mit der Zeit und wiederholten Fastenkuren das seelische und geistige Wachstum, das sich beim Fasten einstellt, besonders wenn es durch entsprechende Übungen angeregt und gefördert wird.

Das Fasten fördert das seelische und geistige Wachstum

Tatsächlich ist Fasten darüber hinaus – und unabhängig vom Körper – ein erstaunlicher Entwicklungsmotor. Seit einem Vierteljahrhundert erlebe ich immer wieder die wundervolle Unterstützung, die Psychotherapiepatienten durch das Fasten erfahren. Wenn der Körper aus dem Dickdarm, der symbolisch seinem Totenreich entspricht, alte, überlebte Reste entlässt, gelingt es auch viel leichter, altes, längst überflüssig Gewordenes aus dem Unbewussten loszulassen. Das macht bewusstes Fasten zur Loslass-Übung schlechthin. Es wird zu einer Therapie, mehr noch: einem Weg.

Wieso funktioniert das Fasten so gut?

Der Frühjahrsputz im eigenen Körper

In den Jahrmillionen der Evolution hat unser Organismus offenbar gelernt, sich auf karge Zeiten einzustellen. Noch bevor Religionen das Fasten entdeckten, dürften die Menschen in Klimazonen mit Jahreszeiten im Frühjahr, wenn ihre Vorräte zur Neige gingen, Hunger gelitten haben. Der Organismus machte aus solcher Not eine Tugend und nutzte diese Zeit für innere Aufräumarbeiten und Regenerationsprozesse. Ähnlich wie die frühen Menschen in solchen Perioden sicher ihre letzten Vorräte zusammenkratzten und alles Übrig- und Liegengebliebene verwendeten, ging ihr Organismus daran, unbewältigte Baustellen und Problemzonen zu sanieren. Erst danach nahm er die in besseren Zeiten angefutterten Vorräte in Gestalt des Fettgewebes in Angriff. So gab es wohl von Anfang an eine Art Frühjahrsputz im Körperhaus.

Die Logik, nach der der Körper bei einem Hausputz vorgeht, kann jeder aus der eigenen Lebenserfahrung ableiten. Zuerst nutzt er die angelegten Kohlenhydratreserven in Gestalt des Glykogens in Muskeln und Leber – sie entsprechen in etwa dem auf dem Girokonto verfügbaren Geld. Allerdings sind diese Reserven schon nach einem halben Tag verbraucht, was wir in Form von Hunger spüren. Auch auf dem Girokonto lässt man in aller Regel nur kleinere Summen liegen.

Nun versucht der Organismus – noch bevor er seine eisernen Reserven in Form von Körperfett angreift (vergleichbar mit dem Festgeld) –, von liegen gebliebenen Projekten und Baustellen Energie abzuziehen. In unserer Analogie wäre das vielleicht die Zeit, die man mit der unangenehmen Aufgabe verbringt, Schulden einzutreiben. Das ist nicht so einfach, weil sich säumige Schuldner gern drücken.

Wenn auch diese Baustellen geschlossen und die daraus verfügbaren Energien verbraucht sind, kommen die unterschiedlich großen Reserven des Fettgewebes – eben das Festgeld – dran. Davon kann man ganz gut existieren, und eigentlich ist es sogar eine angenehme Arbeit, weil das Fett beziehungsweise das Festgeld in einer idealen und – wenn der erste Widerwille überwunden ist – auch leicht zugänglichen Form vorliegt. Deshalb spart man sich sogar die Mühen der Aufbereitung, und das macht manchmal geradezu euphorisch. Außerdem muss man für dieses Festgeld nicht mehr arbeiten (hat man ja schon getan) und kann es trotzdem genießen. Einziger Unterschied: Die meisten Menschen wissen es zu schätzen, wenn sich die Fettpolster verflüchtigen, während sie es bedauern, wenn die finanziellen Polster dahinschmelzen. Beides kann aber im wahrsten Sinne des Wortes erleichtern. Übrigens trägt das Fett noch Spuren der bei der Einlagerung aktuellen Lebenssituation in sich, ist also keineswegs immer von gleicher Qualität.

Erst wenn diese Speicher aufgebraucht sind, was in der Regel auch bei Normalgewichtigen einige Wochen dauert, fängt der Organismus an, Strukturen anzugehen, die erhalten bleiben sollten – Notverkäufe stehen sozusagen an.

Fasten ist modern

In einer Zeit wie der heutigen, die dem Überfluss huldigt und Luxus über alles stellt, entwickelt sich bei vielen Menschen gleichsam als Gegenreaktion eine Art Überdruss am Überfluss. Fasten bietet hier einen neuen und zugleich uralten Ausweg. Durch freiwilligen Verzicht und in Eigenverantwortung die Gesundheit zu verbessern und die Stimmung zu heben wird zunehmend populärer. Längst hat Fasten die Aura religiöser Askese und das altbackene Image des Gesundheitsaposteltums hinter sich gelassen und erobert die modernsten Wellnessoasen und Fitnesstempel. Es wird geradezu schick, entgegen dem Luxustrend im Verzicht auf Äußeres innere Erfüllung zu finden.

Fasten als ein moderner Bestandteil unserer Gesellschaft

Richtiges Fasten erweitert das Bewusstsein

Was auf den ersten Blick etwas mühsam erscheinen mag, wird bei genauerem Hinsehen und vor allem nach ersten eigenen Erfahrungen rasch zu einem verblüffend einfachen, überaus billigen und dabei noch über alle Maßen wirksamen Weg zu einem neuen, positiven Körper- und Lebensgefühl. Spätestens bei der zweiten Fastenkur – bei der man nicht

Bewusstseins-veränderung als positive Folge des Fastens

mehr so auf den Körper fixiert ist – erlebt man, wie sehr auch Geist und Seele von solchen Zeiten des Verzichts profitieren. Hier liegen der eigentliche Charme und der tiefere Sinn einer Fastenzeit. Solange man sich nur auf die positiven Auswirkungen des Fastens auf den Körper konzentriert und die Veränderungen im Bewusstsein nicht bemerkt, hat man noch nicht erkannt, welche große Chance das Fasten bietet.

Der Körper als Haus der Seele

Verwendet man eine weitere Analogie, kann man den Organismus mit dem Haus der Seele vergleichen. Das Alter verrät die Zeit, die die Seele bereits in ihrem Haus verbracht hat. Im Laufe der Jahre und Jahrzehnte fallen in jedem Haus Dinge an, die nicht mehr gebraucht und folglich in Kellern und Speichern eingelagert und verstaut werden. Anfangs ist das kein Problem, denn die Speicherräume – im Organismus das Binde- und Fettgewebe – sind leer und aufnahmebereit. Mit der Zeit und den Jahren werden die Speicher des Hauses aber immer voller, und irgendwann – je nach individueller Kapazität – sind sie randvoll. Es spricht einiges dafür, dass dieser Zustand dafür verantwortlich ist, dass Mediziner eine Rheumadiagnose stellen und mit schmerz- und entzündungshemmenden Mitteln versuchen, die unangenehmen Symptome zu unterdrücken. Das ist in etwa so wirksam, wie wenn man den vollen Abfalleimer des Hauses Seele dreimal am Tag mit Parfüm besprühen würde, um den unangenehmen Geruch in den Griff zu bekommen ...

Wie der Abbau erfolgt

Mit dem Fasten alte Ablagerungen abtragen

Dagegen setzt Fasten mit seinen Aufräumungs-, Entschlackungs- und Neuordnungs-»Arbeiten« einen Umkehrprozess in Gang: Der Organismus beginnt, die Ablagerungsvorgänge rückgängig zu machen. Was zuletzt in die Keller und das Bindegewebe verfrachtet wurde, wird als Erstes wieder abgebaut. Mit jedem Fastentag dringt man so tiefer in die Ablagerungen vor. Der Organismus entsorgt Schicht für Schicht, was sich in Jahren angehäuft hat, indem er das Speichergewebe abbaut und über das Blut in den Stoffwechsel leitet. Auf diese Weise werden zuerst Schlacken und dann vor allem Fett verstoffwechselt oder verbrannt. Aus diesem Grund hat der Körper beim Fasten immer genug Brennstoff zur Verfügung.

Gibt es überhaupt Schlacken?

So gut wie alle Fastenärzte gehen davon aus, dass es Schlacken gibt, während manche Schulmediziner das verneinen. Also ist es sinnvoll, diese Thematik unabhängig von Ideologien und möglichst vorurteilsfrei zu betrachten. Auch Schulmediziner bestreiten nicht, dass in Ländern mit hoch entwickelter Industrie und entsprechendem Druck in der Gesellschaft die Arterienverkalkung schon nach der Pubertät beginnt. Dieser Kalk gehört nicht in die Gefäße und könnte durchaus als Ablagerung oder Schlacke bezeichnet werden. Ähnlich ließe sich das Geröll in rheumatischen Gelenken einordnen, das dem sprichwörtlichen Sand im Getriebe gleicht. Auch die Steinbildungen in Blase, Niere, Gallenblase, im Darm (Kotstein) und zwischen den Zähnen (Zahnstein) kann man als Schlacken betrachten. Das Gleiche gilt für die Fettablagerungen in der Leber und um das Herz herum sowie prinzipiell für übermäßiges Körperfett. Wie immer man all diese das Leben behindernden »Ablagerungen« auch nennen mag, sie existieren leider – und werden zum Glück durch Fasten reduziert.

Es gibt verschiedene Formen von Schlacken

Der Körper wird beim Fasten ausreichend mit Kalorien versorgt

Wer am Ende der Fastenzeit nachrechnet, wie viel Fett er verloren hat, und das Ergebnis in Kalorien umrechnet, stellt fest, dass er Tag für Tag ausreichend versorgt war. Eine durchschnittliche tägliche Abnahme von etwa 400 Gramm addiert sich in zehn Fastentagen zu 4000 Gramm oder vier Kilogramm. Davon muss man 1000 Gramm oder 1 Kilogramm abziehen, das der Entwässerung durch den Salzverzicht geschuldet ist; so bleiben drei Kilogramm beziehungsweise 3000 Gramm. Da jedes Gramm Fett einem Brennwert von über neun Kilokalorien entspricht, hat der Organismus in zehn Tagen also 3000 mal neun oder gut 27.000 Kilokalorien zur Verfügung gehabt, was einer täglichen Ration von etwa 2700 Kilokalorien entspricht. In dieser Hinsicht gibt es also keinen Grund zur Sorge. Im Gegenteil!

Der normale Verdauungsprozess vom Aufschließen der Nahrung bis zu ihrer Umwandlung in körpergerechte Grundstoffe allein verbraucht ein gutes Viertel der gewonnenen Kalorien. Diese Energie spart der Fastende. Addiert man dieses Viertel, also 700 Kilokalorien, zu den 2700 Kilokalorien aus der Fettverbrennung, ergeben sich 3400 Kilokalorien – und das ist ein geradezu fürstliches Energiebudget.

Beim Fasten wird Energie gespart

Das eigene Fett liegt ja bereits in körpergerechter Form vor, und der Organismus lebt davon entschieden einfacher, besser und vor allem (energie-)kostengünstiger als etwa von körperfremdem Schweinefett. Dieses Plus durch die Energieeinsparung dürfte der Grund für das oft als Euphorie beschriebene Gefühl sein, das viele Fastende spüren, die »Bäume ausreißen könnten«.

Wenn die Fasteneuphorie ausbleibt

Tritt dieser Zustand nicht ein, und ist von Euphorie oder großer Energie nichts zu spüren, passiert in der Regel etwas noch Besseres und Wichtigeres. Denn es kann gut sein, dass der Organismus in seiner Intelligenz die Chance nutzt und eine alte Baustelle einer Revision unterzieht, zum Beispiel einen chronischen Entzündungsherd saniert. Dann verbraucht er vielleicht sogar etwas mehr Energie, als er eigentlich zur Verfügung hätte, was sich als Schwäche und Erschöpfung zeigen kann.

Nutzen Sie das Fasten als Reise in die eigene Vergangenheit

Der Fastende dringt so in seinem »Körperhaus« beziehungsweise Bindegewebe Schicht für Schicht in seine eigene Geschichte vor, die ihren körperlichen Ausdruck in den entsprechenden Ablagerungen des Fett- beziehungsweise Bindegewebes findet. Ähnlich wie die Gesteinsschichten die Erdgeschichte dokumentieren, tun es die Fett- und Bindegewebsschichten bezüglich der persönlichen Vergangenheit. Wer nun fastend daran geht, diese Schichten einer Revision zu unterziehen, wird – falls er dafür offen ist – erleben, dass er parallel dazu ohne große Anstrengung an die entsprechenden seelischen Schichten seiner Persönlichkeit heran-

Seelische Ablagerungen abtragen

kommen kann. Zu jedem körperlichen Knoten gehört auch einer in der Seele. Diese seelischen Ablagerungen aufzuspüren und sich bewusst zu machen kann zu einer kleinen Psychotherapie in Eigenregie führen. Es ist sinnvoll, diesen Prozess der seelischen Klärung, der wie die körperliche Reinigung mit jedem Fastentag ein Stück weiter in die Tiefe vordringt, zu fördern – etwa mit Meditationen, die in die Seelenbilderwelten führen.

In alten Zeiten kannten die Menschen keine Psychotherapie, aber sie hatten in fast allen Kulturen lebendige Fastentraditionen, die ihnen offenbar eine ausreichende Seelenhygiene ermöglichten. So ist es nicht verwunderlich, dass fast jede Religion, jedenfalls alle Hochreligionen vom Christentum über den Islam bis zum Judentum, aber auch Hinduismus und Buddhismus in ihren heiligen Schriften sehr genaue Fastenanweisungen haben.[1] Immer richtet man sich dabei auf den Körper aus, das Ziel aber liegt im geistigen Bereich. Die weitgehende Analogie zwischen Körper, Geist und Seele macht dieses Zusammenspiel leicht und erfolgreich und ermöglichte den Gläubigen schon in der Frühzeit auch entsprechende spirituelle Erfahrungen.

Das Zusammenspiel von Körper, Seele, Geist und Umwelt

In einer überwiegend dem materiellen Wohlstand verpflichteten Zeit wird die Sorge um den Körper die vorrangige Motivation für eine Fastenzeit sein. Dabei lässt es sich aber gar nicht verhindern, dass auch die Seele profitiert und ihrerseits freier und »leichter« wird. Das belegen die Erfahrungen der Psychosomatik (»Krankheit als Symbol«) aus den vergangenen beiden Jahrzehnten.

Fasten als ein bedeutendes Mittel der Naturheilkunde

Trotzdem kann man den Sinn des Fastens auch auf einer rein körperlichen und *natür*lichen Ebene begründen. Tiere, die ganz aus ihrer Naturhaftigkeit heraus leben, hören sofort zu essen auf, wenn sie sich krank fühlen. Kleine Kinder, die der Natur näher sind als wir Erwachsenen, verhalten sich ähnlich. Insofern ist Fasten ein wichtiges Mittel der Naturheilkunde – aber auch weit mehr, weil der Mensch Bewusstsein hat und Kultur entwickeln kann.

Die positiven Reaktionen des Geistes und der Seele ergeben sich aus dem körperlichen Fastenergebnis. Wenn die Leitungsbahnen des Organismus gereinigt und regeneriert werden, können sich Gedankenimpulse leichter und schneller bewegen. Vieles spricht dafür, dass sich auf diesem Weg das Gedächtnis verbessern lässt, weil offenbar die Zugänge zu den Wissensspeichern freier werden. Dass Fasten Kreativität und Fantasie anregt, wird meist schon nach der ersten Fastenkur deutlich.

Auch auf die unmittelbare Umwelt hat das Fasten Auswirkungen: Häufig empfindet man anschließend Lust, das äußere Haus – Wohnung, Garten, manchmal auch das Auto – ebenfalls in Schuss zu bringen. Zum Glück wird durch bewusstes Fasten auch die Hierarchie zwischen diesen Ebenen in erfrischender Weise in Ordnung kommen.

Fasten und Umgebung

Viele Menschen werden beim Fasten erstmals erleben, wie sehr sie Seele sind und den Körper als Behausung für die Seele brauchen. Das setzt den Körper keineswegs herab; man widmet ihm im Gegenteil besondere Aufmerksamkeit und empfindet ein Gefühl von Dankbarkeit. Den meisten wird während des Fastens klar, dass das Körperhaus für sie wichtiger ist als das äußere Haus.

Fasten als natürliches Feng Shui

Die Umwelt profitiert also sehr direkt durch die sich während des Fastens entwickelnde Lust, eine neue, stimmigere Ordnung auch ins äußere Leben zu bringen. Dies wirkt dann wiederum auf die Fastenden zurück. Wer sich durch Fasten animieren lässt, sein äußeres Haus aufzuräumen, wird anschließend lieber darin wohnen, was wiederum sein seelisches und folglich auch körperliches Wohlgefühl fördert – ganz abgesehen davon, dass schon die Aufräumaktion beiden Ebenen gut bekommt. Der Körper wird dabei bewegt und durchs Schwitzen entgiftet, die Seele kann sich an der neuen Harmonie erfreuen.

Feng Shui im eigenen Körper

Fasten ließe sich überhaupt als eine Art Feng-Shui-Aktion im eigenen Körperhaus verstehen. Die Strukturen werden nämlich nicht nur gereinigt, sondern auch in ihrem Zusammenspiel gefördert, was die Energieflüsse verbessert und das Harmonienniveau im ganzen System hebt. Hat das einmal stattgefunden, können Fastende besser erkennen, was um sie herum nicht stimmt, und entsprechend aktiv werden. Während einem die Regenerations- und Heilungsprozesse im Innern weitgehend abgenommen werden, muss man für die Außenaktivitäten viel mehr Eigenengagement aufbringen. Beides ergänzt sich aber in verblüffender Weise und kann eine komplette Umstellung des Lebens in Gang setzen.

Der innere Arzt oder
Die Selbstheilungstendenzen des Organismus

Wer die wundervollen Regenerationsergebnisse und manchmal sogar eine spektakuläre Heilung während einer Fastenkur erlebt hat, kann sich des Eindrucks nicht erwehren, dabei wäre eine innere, äußeren Ärzten weit überlegene Heilungsinstanz am Werk. Schon Paracelsus, der Ahnherr der modernen Medizin, sprach vom so genannten inneren Arzt oder »Archeus«. Beim Fasten lässt sich diese Instanz bei ihrer bewundernswerten Arbeit beobachten. Dem besten Hausarzt deutlich voraus, scheint der innere Arzt genau zu wissen, was Körper und Seele gerade benötigen. Von äußeren Ärzten kann man höchstens erwarten, dass sie so verantwortungsbewusst sind, dem Patienten nicht vorzuspiegeln, sie könnten ihm die Verantwortung abnehmen und diese innere Heilkraft ersetzen.

Es spricht einiges dafür, dass alle Symptome und seelischen Probleme, unter denen der Organismus jemals gelitten hat, im Gewebe Spuren in Form von Ablagerungen hinterlassen. Die subtilen Methoden der bioelektronischen Funktionsdiagnostik wie die Elektroakupunktur, aber auch die Augendiagnose erhärten diese Vermutung. Die Elektroakupunktur findet die energetischen Spuren früherer Belastungen mittels Hautwiderstandsmessungen an den Akupunkturpunkten. Die Augendiagnose, die als einziges Diagnoseverfahren den direkten Blick ins Bindegewebe ermöglicht, sieht die jeweiligen Ablagerungen in Form von Pigmenten in der Iris.

Innere Heilkraft

Beim Fasten zeigt sich, dass die Aufarbeitung der Vergangenheit, wie schon erwähnt, in der umgekehrten Reihenfolge der Einlagerung geschieht. Die zuletzt in den Bindegewebespeicher eingelagerten Schlacken kommen zuerst wieder ans Tageslicht, die früher entstandenen Baustellen werden später angegangen, wenn die jeweilige Gewebeschicht abgebaut wird.

In der Iris des Auges zeigen sich die entsprechenden Ablagerungen als Pigmente. Alle Neugeborenen haben wundervoll blaue Augen ohne Pigmentflecken, Klüfte und Scharten. Mit der (Lebens-)Zeit treten diese dann auf, und zwar – wie die Irisdiagnose zeigt – abhängig von entsprechenden Belastungen. Bei längeren Fastenkuren von einigen Wochen klärt sich das Auge beziehungsweise seine Iris wieder. Die zuletzt eingelagerten Pigmente verschwinden zuerst, und die Aufräumungsarbeiten dringen dann langsam in die Tiefe vor.

So lässt sich durch das Fasten das ganze Leben im wahrsten Sinne des Wortes aufarbeiten. Selbst unbearbeitete Symptome, die bereits kurz nach der Geburt aufgetreten waren, melden sich irgendwann noch einmal kurz, um dann endgültig und offensichtlich spurlos zu verschwinden. Das Angenehme dabei ist, dass dieses Wiederauftauchen alter Problemfelder in einer sehr viel milderen Form geschieht als beim ersten Mal und dass es – nach meinen Erfahrungen – dabei zu keinen neuerlichen Schwierigkeiten kommt, sondern eben nur alte Reste aufgearbeitet werden.

Bei jeder neuen Fastenkur beginnt der »innere Arzt« damit, die seit dem letzten Fasten angefallenen Ablagerungen »zu behandeln«. Danach

Mit jeder weiteren Fastenkur werden Ablagerungen abgetragen

macht er dort weiter, wo die Aufräumarbeiten der letzten Fastenkur endeten. So dringt er von Kur zu Kur weiter ins Gewebe vor, bis schließlich alle Altlasten aufgearbeitet sind.

Spätestens dann wird die Fastenkur zu einer energiegeladenen, wundervollen Zeit, die tiefe Erfahrungen ermöglicht, weil kaum noch Energie für Reparatur- und Regenerationsarbeiten verbraucht, aber viel eingespart wird, da der Körper auf eigenes Fett zurückgreifen kann.

Der ganze Überfluss an Schwung und Kraft steht von da an zur freien Verfügung. Fastende haben die Wahl, ob sie diese Energie auf der körperlichen Ebene etwa in Form von sportlichen Leistungen einsetzen, in Gestalt von Kreativität und Fantasie in geistige Aktivitäten einspeisen oder auch in ihre Umwelt investieren – etwa bei den erwähnten Aufräumarbeiten auf den verschiedenen Ebenen. Nach einigen Fastenkuren entsteht auch die Option, die eigene spirituelle Entwicklung zu fördern, beispielsweise durch Meditationen und »Reisen nach innen«.

Fasten als weiblicher Gegenpol zur männlichen Machermedizin

Der innere Arzt aktiviert die Selbstheilungskräfte

Fasten als archetypisch weibliche Therapiemethode kann uns in dieser Zeit, die der Wiederentdeckung des weiblichen Pols bedarf, in verblüffender Weise helfen, aber es wird uns mit ungewohnten Themen konfrontieren. Wo wir es in der Machergesellschaft gewohnt sind, alles durch aktives Eingreifen in Ordnung zu bringen, heil zu machen und Gesundheit in Großkliniken zu produzieren, wirkt Fasten über Geschehen- und Loslassen. Wenn der moderne Mediziner sagt, da sei nichts mehr zu machen, hält er das für ein Todesurteil und übersieht dabei die wundervollen Möglichkeiten des inneren Arztes, der sich der Selbstheilungskräfte der Natur bedient.

Fasten führt in eine Stimmung des Loslassens von allem Wollen und Sollen, die Heilung von innen heraus in einer ungleich passiveren Weise ermöglicht. Zu dieser Stimmung gehört weniger Dynamik als Vertrauen und Hingabe an diesen einfachen Prozess, der so wunderbar in eigener Regie abläuft. Vielleicht ist das auch einer der Gründe, warum Schulmediziner oft so schlecht auf das Fasten zu sprechen sind – sie werden dabei, wie alle Macher, in der Regel nicht gebraucht.

2 Für wen kommt Fasten in Frage?

Früher dürften alle Menschen gefastet haben, da im Frühjahr die Nahrung knapp wurde. Auch die heiligen Schriften der Völker raten generell und ohne Ausnahme zum Fasten. Der »Papst« des modernen Fastens, Otto Buchinger, legte Fasten selbst bei Psychosen nahe und machte insgesamt kaum Einschränkungen. Die moderne Medizin dagegen empfiehlt Fasten kaum noch.

Auch Fastenärzte und -therapeuten sind heute vorsichtiger geworden und kennen viele Einschränkungen. Das hat damit zu tun, dass es heute viele andere wirksame Heilmittel gibt, aber auch damit, dass es uns zunehmend schwieriger erscheint, mit Verantwortung umzugehen.

Mit Fastenkuren mehr Eigenverantwortung übernehmen

Insofern kann ich das Fasten in Eigenregie bei geistig kranken Menschen und auch bei so genannten Borderline-Patienten, die auf der Grenze zwischen Realität und psychotischem Erleben wandeln, nicht empfehlen. Im Rahmen einer Psychotherapie könnte es in Ausnahmefällen erwogen werden. Auch bei chronisch zehrenden Krankheitsbildern wie Schilddrüsenüberfunktion, Schwindsucht oder Krebs und Aids im Endstadium sollte nicht gefastet werden. Bei den beiden Letzteren kann es im Rahmen einer Psychotherapie aber sinnvoll sein. Auch bei der Magersucht, einem relativ modernen Krankheitsbild, ist Fasten ohne psychotherapeutische Begleitung wenig geeignet.

Bei der Schwangerschaft verbietet es sich als Entgiftungsmaßnahme von selbst. Der heranwachsende Organismus muss sich aus dem Blut der Mutter aufbauen, und beim Fasten läuft der größte Teil der Entgiftung über den Blutweg. Ähnlich ist es beim Stillen, bei dem der mütterliche Organismus über die Milch entgiften würde, was dem Baby schaden würde. Als Vorbereitung einer Schwangerschaft ist Fasten dagegen ideal; es kann im Übrigen bei Menschen zur Empfängnis führen, bei denen alle anderen Mittel fehlgeschlagen sind. Auch zur Regeneration nach Schwangerschaft und Stillzeit gibt es keine bessere Methode.

Bestimmte Konstitutionstypen auszuschließen beruht eher auf einem modernen Missverständnis und einer gewissen Bequemlichkeit, wie noch zu zeigen sein wird. Das heißt, dass die große Mehrheit der Menschen fasten könnte und sich damit das Leben erleichtern und es zugleich vertiefen würde.

Chance für die Gesellschaft

Fasten als Gewinn für die Gesellschaft

Für das Gesundheitssystem und die Gesellschaft insgesamt liegen im Fasten große Chancen. Wenn breite Teile der Bevölkerung regelmäßig fasten würden, könnten wir Krankheitsbilder wie Gicht und Rheuma vergessen.

Bluthochdruckprobleme würden sich rasch relativieren und damit auch Krankheiten wie Angina pectoris und Herzinfarkt. Der fast schon routinemäßige Ersatz von Gelenken könnte drastisch reduziert werden, da Arthrosen viel seltener wären und durch das Fasten Besserung eintreten würde. Nieren, Herzen und andere Organe bräuchten kaum noch transplantiert zu werden, da die eigenen Organe viel bessere Regenerationschancen erhielten. Mit der Zeit würden wohl auch Allergien zurückgehen und Autoaggressionskrankheiten wieder zur Ausnahme werden, wie sie es vor einigen Jahrzehnten noch waren. Volkswirtschaftlich würde erheblich zu Buche schlagen, dass es wegen der gestiegenen Abwehrkraft kaum noch Grippewochen gäbe.

Bedenkt man die Auswirkungen bewussten Fastens auf die Seele, entstünden erhebliche Entlastungen im Bereich typischer Stresssymptome wie etwa Tinnitus, Kopfschmerzen, Schlafstörungen usw. Ein Überlastungssymptom wie Rückenschmerzen, für viele Frühpensionen verantwortlich, könnte drastisch reduziert werden. Auch die psychotherapeutisch oder psychiatrisch zu behandelnden Krankheiten würden drastisch zurückgehen.

Regelmäßiges Fasten fördert die Suche nach dem Sinn des Lebens

Regelmäßiges Fasten würde auch wieder Themen wie die eigene Sterblichkeit und die Frage nach dem Sinn des Lebens in den Mittelpunkt rücken, was Depressionen reduzieren würde und einer erfüllten Gestaltung des Lebens entgegenkäme. Fasten als Teil des Lebens und Gegenpol zum Alltag im Überfluss könnte auf längere Sicht auch wieder Exerzitiencharakter erlangen, fehlende Rituale der Entwicklung zurückbringen und Lebenswege von Beginn an in sinnvollere Bahnen lenken.

Dass es trotz solcher Perspektiven noch immer ein Schattendasein am Rande der Medizin führt, hat sicher damit zu tun, dass es zum archetypisch weiblichen Bereich gehört und der modernen Machermedizin und ihren mehrheitlich männlichen Machern deshalb verdächtig ist. Tatsächlich haben Ärzte dabei relativ wenig bis gar nichts zu tun. Das meiste geschieht von innen heraus – und verläuft besser, als wenn es von außen steuerbar wäre.

Problem Eigenverantwortung

Ein weiterer Aspekt, der Fasten für viele Menschen schwer zugänglich macht, ist, dass es auf Eigenverantwortung aufbaut und die heute unpopulärer ist denn je. In Deutschland wird Verantwortung inzwischen sogar mit Schuld verwechselt. Die Frage »Wer ist da verantwortlich?« wird gleichbedeutend mit »Wer ist da schuld?« verwendet. Kein Wunder, dass niemand mehr Verantwortung übernehmen möchte, denn wer will schon schuld sein? Deshalb versprechen Politiker, denen die Wiederwahl wichtiger ist als die Sanierung eines todkranken Systems, dem Einzelnen Verantwortung weitgehend zu ersparen. Dabei wissen sie sehr gut, dass das Gesundheitssystem nur durch mehr Eigenverantwortung zu retten ist.

Bei welchen Symptomen hilft Fasten?

Am einfachsten und schnellsten geben sich grippale Infekte und Magenverstimmungen geschlagen. Bei rheumatischen Erkrankungen bis hin zu so modernen Varianten wie der Fibromyalgie ist schon viel mehr Durchhaltevermögen notwendig. Gerade hier aber bietet Fasten große Chancen, auch wenn es oft vieler Kuren bedarf. Ähnlich gut lassen sich Gicht und Diabetes vom Typ II über Fasten in den Griff bekommen.

Welche Erkrankungen mit dem Fasten gelindert oder geheilt werden können

Probleme mit der Leber können durch Fasten besonders gut gelöst werden und lassen sich oft in schwierigsten Stadien noch beheben; auch die Bauchspeicheldrüse reagiert gut auf die Auszeit.

Von der Schulmedizin als psychosomatisch erkannte Krankheitsbilder wie Bluthochdruck und alle sich daraus ergebenden Herzprobleme sind mit Fasten rasch zu bessern. Schwieriger ist es bei Migräne, wo es meist auch beim Fasten zu Anfällen kommt. Hier sind viele Fastenzeiten notwendig, um eine Besserung zu erreichen. Bei Asthma empfiehlt sich die Kombination mit Psychotherapie im Sinne der Krankheitsbildertherapie (speziell der »verbundene Atem«, s.u.).

Natürlich spielt bei allen Krankheitsbildern eine Rolle, inwieweit es sich um *bewusstes* Fasten handelt und die Seele die in der Symbolik verborgenen Lernaufgaben versteht. Eine Nulldiät ist so nutzlos wie die meisten Diäten und kann keine vergleichbare heilende Kraft entwickeln.

Das bewusste Fasten ist entscheidend

Urprinzipien und Archetypen

Generell ist Fasten eine wundervolle Möglichkeit allgemeiner Vorbeugung. Wer das Wirken von Urprinzipien oder Archetypen kennt, sieht rasch den Zusammenhang zwischen Krankheit allgemein und Fasten. Im eigenverantwortlichen Verzicht beugt man sich freiwillig dem Archetyp des Saturn, und so muss das Schicksal einen nicht mehr zwangsweise beugen. Hier liegt sicherlich der größte Vorzug des Fastens im Hinblick auf die Erhaltung der Gesundheit. Auch Menschen, denen das Urprinzip-Denken nicht vertraut ist, eröffnet sich diese Möglichkeit.

Das Fasten hilft bei vielen unterschiedlichen Symptomen. Hildegard von Bingen, die alle Probleme aller Ebenen in der Sprache ihrer Zeit in 35 so genannte »Laster« einteilte, ging davon aus, dass Fasten bei 29 davon hilfreich sei, bei fünf nicht weiterhelfen könne und nur ein Laster verstärke. Dieses eine sei die Arroganz, und die solle man beim Fasten im Auge behalten. Fasten macht einen noch nicht per se zu einem besseren Menschen. Man wird zwar reiner, und daraus ließe sich ein entsprechend »reines« Leben entwickeln. Aber dadurch kann eben auch die Hybris entstehen, die auf alle angeblich weniger Reinen hinabschaut.

3 Wann ist der richtige Zeitpunkt?

Frühlingsfasten

Im Frühjahr beginnt das christliche Fasten

Diesen Aspekt kann man aus verschiedenen Perspektiven betrachten. Denkt man pragmatisch, könnte man für die warme Jahreszeit plädieren, da man beim Fasten leicht friert. Andererseits hat der Sommer mit seiner Wärme auch Nachteile, weil zusätzliche Kreislaufbelastungen auftreten können. Sicher ist jedenfalls, dass der Winter ungeeignet ist; er wurde auch noch von keiner Tradition gewählt.

Das klassische christliche Fasten fällt ins Frühjahr und umfasst die lange Zeit vom Aschermittwoch, dem Ende des Faschings, bis zum Ostersonntag. In diese 40 Tage des Frühlings fällt auch der Aufbruch in der Natur, und diese Periode war über Jahrtausende dem Fasten vorbehalten. In frühester Zeit spielten die Ernährungsschwierigkeiten eine Rolle, da die Wintervorräte zu Ende gingen, später haben die Traditionen und Kirchen sich des Themas angenommen.

Es spricht einiges dafür, die persönliche Fastenzeit in diesen Zeitraum zu legen, denn es ist immer leichter, auf bereits bestehende Erfahrungen zurückzugreifen, als von vorn anzufangen. Auch symbolisch passt die Frühlingszeit ideal zum Fasten, weil die Aufbruchstimmung dieser Periode für die Fastenden etwas Mitreißendes und Beflügelndes hat.

Herbstfasten

Eine weitere Jahreszeit, die sich heute empfiehlt, ist der Herbst. Früher haben sich die Tiere und Menschen als Vorbereitung auf die karge Zeit Winterspeck angefuttert. Mittlerweile haben wir im Winter genauso viel Nahrung zur Verfügung wie zu jeder anderen Jahreszeit, bewegen uns aber in der Regel deutlich weniger. Dazu kommt, dass wir uns in der Advents- und Weihnachtszeit systematisch mästen.

Im Herbst dient das Fasten als Vorbereitung auf den Winter

Fasten als Vorbereitung auf den Winter ist folglich durchaus sinnvoll. Wer mit weniger Ballast in diese bewegungsarme Zeit geht, wird sie in der Regel besser und gesünder überstehen. Besonders die Zeit der Totenfeiertage im November könnte man – wie wir es für unsere Fastenseminare getan haben – ins Auge fassen. Sie ist auch symbolisch mit Loslassen und Abschiednehmen verbunden, und das kann die körperlichen und seelischen Loslassprozesse beim Fasten unterstützen.

In unseren Seminaren haben sich Frühling und Herbst seit mehr als 20 Jahren bestens für tief gehende Fastenzeiten bewährt. Natürlich sind auch andere Zeiten grundsätzlich möglich, wie es das Fasten, das unsere vierwöchige Psychotherapie fast regelmäßig begleitet, gezeigt hat. Es findet, wie die Psychotherapie, zu allen Jahreszeiten statt und zeitigt ebenfalls die entsprechenden Erfolge.

Fasten und Mondphasen

Wenn ich meine Fastenseminare und die eigenen Kuren während der letzten 25 Jahre betrachte, kann ich nicht feststellen, dass die abnehmende Mondphase solche Vorteile bietet, wie immer wieder behauptet wird. Da in dem Fastenseminar »Unser Körper – Tempel der Seele« jeder Tag mit einem Mondritual endet, das natürlich in Abhängigkeit von der Mondphase stattfindet, haben wir immer einen guten Überblick über diesen Zusammenhang gehabt. Sicher mag die Gewichtsabnahme mit abnehmendem Mond schneller erfolgen (wenn auch nur in verschwindend geringem

Der Mond als Symbol für die weibliche Kraft

Maße), aber es gibt auch gegenläufige Beobachtungen. Der Mond steht symbolisch für die weiblichen Kräfte, und wenn diese während der Fastenkur, die vom weiblichen Pol geprägt ist, mit dem Mond zunehmen, hat das durchaus auch Vorteile. Wer Fasten auf das Gewichtsthema reduzieren will, mag die abnehmende Mondphase bevorzugen, aber damit schränkt er die ganze Fastenidee in unangemessener Weise ein. So viele Vorteile das Fasten auch bietet, zum dauerhaften Abnehmen ist es nur wenig geeignet, es sei denn es würde durch das Programm »kein Idealgewicht« ergänzt, das auf die Psyche ausgerichtete Maßnahmen verfolgt.

4 Was schadet dem Fastenden?

Stress und Hektik

Schädlich beim Fasten sind natürlich all jene Dinge, die dem Organismus auch sonst schaden – wie Stress und Hektik. Allerdings wohnt dem Fasten eine eigene Tendenz inne, Ruhe von innen heraus zu fördern und den Stress für das Körpersystem zu reduzieren. Doch es wäre besser, von außen die Weichen zu stellen und möglichst viele Stressquellen schon im Vorfeld auszuschalten.

Medikamente

Die klassische Homöopathie während der Fastenzeit

Schulmedizinische Medikamente sind naturgemäß beim Fasten mit großer Vorsicht zu »genießen«. Andererseits haben sie zu starke Wirkungen, um sie einfach abzusetzen. Wurden sie von einem Arzt verschrieben, müssen sie auch von einem Arzt abgesetzt werden. Alles andere beinhaltet ein zu großes Risiko. Die ideale Form der Medikation während der Fastenzeit ist die klassische Homöopathie mit ihren Potenzen. Der »innere Arzt« (oder die Körperintelligenz), könnte man vermuten, ist eine Art Homöopath. Er löst immer die Stoffe in kleinen Mengen aus dem Bindegewebe – zu dem auch das Fettgewebe gehört –, die für den Organismus gerade zur Verarbeitung anstehen. Das kann, ähnlich wie bei der Homöopathie, erst einmal zu einer Verschlechterung führen, bringt uns aber langfristig der Heilung näher.

Von einer so genannten homöopathischen Konstitutionsbehandlung kann jede Fastenkur profitieren, wie umgekehrt auch die Homöopathie-

Behandlung vom Fasten. Otto Buchinger empfahl diese Kombination bei hartnäckigen Symptomen, die bisher der Therapie widerstanden hatten, weil der Fastenprozess solche Blockaden nach seinen Erfahrungen am besten lösen konnte.

Genussgifte

Natürlich sind Genussgifte wie Alkohol, Nikotin oder Koffein auch in einer Zeit der Entgiftung schädlich. Wer normal weiterrauchen oder -trinken will, sollte lieber nicht fasten, ansonsten schadet er sich mehr, als er sich hilft.

Alkohol, Nikotin, Koffein

Allerdings gibt es mit der Schrothkur eine Fastenmethode, bei der Wein eine zentrale Rolle spielt. Schon kleine Mengen Alkohol wirken in dieser Zeit hoher Sensibilisierung berauschend. Natürlich ist in diesem Zusammenhang auch die Ekstase wichtig. Hier wäre abzuwägen, ob der Körper Regeneration oder die Seele Ekstase braucht. Auf jeden Fall scheinen die hohen Alkoholdosen bei der Schrothkur keinen Schaden etwa an der Leber anzurichten.

Koffein wäre in dieser Zeit zu an- und aufregend. Nikotin kann höchstens in Gestalt von maximal drei »Ritual-Zigaretten« im Rahmen des entsprechenden Programms toleriert werden.

Weitere »Störenfriede«

Natürlich schaden auch schlechte Luft und minderwertiges Wasser beim Fasten. Der beim Fasten immer sensibler werdende Organismus nimmt Umweltverschmutzungen und andere Beeinträchtigungen viel deutlicher wahr als in der Essenszeit. Insofern ist es sinnvoll, Fastenzeiten in landschaftlich intakten Gegenden zu erleben, die man auch für »gesunde« Urlaube auswählen würde.

Es gibt viele Formen der Fastenbehinderung

Außerdem entpuppen sich Mediziner in Bezug aufs Fasten manchmal als Störenfriede, nämlich dann, wenn sie selbst keine Erfahrungen damit haben und dieses Manko dadurch kaschieren, dass sie wissenschaftliche Vorurteile aufbauschen …

Zum echten Fastenhindernis wiederum können überkritische Partner werden, vor allem wenn sie sich mit dem eigenen inneren Schweinehund verbünden und auch noch vorgeben, es gut zu meinen. Dann werden sie zu Verführern und Fastenverhinderern. Besonders tun sich in dieser Rolle jene

Menschen hervor, die eine Fastenzeit selbst am nötigsten hätten, das wohl auch halbbewusst spüren und nun ihr eigenes Problem und das schlechte Gewissen am Fastenden mit geradezu missionarischem Eifer bekämpfen. Wie für den Raucher, der aussteigen will, Raucher mit schlechtem Gewissen die größte Gefahr darstellen, sind es für den normalgewichtigen Fastenwilligen die Übergewichtigen, denen der Mut zum Fasten fehlt.

5 Wo sollte man fasten?

Kliniken und Sanatorien

Fastenhäuser
und -kliniken

Für die erste Fastenkur ist es sicherlich am besten, sich eine geschützte Umgebung zu suchen, wie sie etwa Seminare bieten. Fastenkliniken und -sanatorien sind nur in Sonderfällen sinnvoll, wie etwa wenn Diabetiker vom Typ I fasten wollen. Ansonsten verbreiten sie meist zu viel Krankheits- und Krankenhausatmosphäre, die beim Fasten eher hinderlich ist – genauso wie übrigens das Theater um die tägliche Gewichtsabnahme. Fastende sind eher gesünder, warum sollten sie sich also in eine Krankenhausatmosphäre mit ihrem eigentümlichen Geruch und Flair begeben? Allerdings gibt es heute auch Fastenhäuser und sogar –kliniken, die genau diese Atmosphäre zu vermeiden suchen und ein frisches und belebendes Umfeld bieten, das besser zum Fasten passt.

Doch auch dort wird man mit Patienten konfrontiert, die mit Gewichtstabellen und ständigem Kontrollwiegen ebenfalls eine eher kontraproduktive Atmosphäre schaffen. Am besten wären stattdessen Programme, die auf seelisches und gegebenenfalls sogar spirituelles Wachstum zielen und eine Atmosphäre von säuerlichem Leid und Verzicht gar nicht erst aufkommen lassen. Kassengetragene Einrichtungen haben es da naturgemäß schwerer, weil Kassenpatienten in der Regel »eingewiesen« werden und deshalb selten über eine angemessene Einstellung verfügen.

Seminare

Bei der Wahl zwischen Klinik, Sanatorium und Seminar ist Letzteres schon deswegen zu bevorzugen, weil es eine Atmosphäre von Lernen heraufbeschwört, während mit Ersteren körperliche oder seelische Krankheiten assoziiert werden.

Fasten in der Gruppe

Eine Gruppe Gleichgesinnter kann sehr hilfreich sein, wie wir bei Seminaren immer wieder erleben, weil viel schneller ein passendes Klima entsteht und Fasten in kürzester Zeit das Normale ist. Gilt der Fastende dagegen – wie vielleicht in einer Klinik – als Außenseiter, wenn nicht gar als Spinner, ist das natürlich wenig hilfreich und kostet viel Kraft, die er wesentlich sinnvoller für eigene Entwicklungsprozesse einsetzen könnte. Ein gutes Fastenprogramm hat den Vorteil, dass es wenig Zeit für alte Gedankenmuster lässt, vom Hunger ablenkt und vor allem die Chance bietet, sich neue Bereiche seelischen und geistigen Erlebens zu erschließen.

Gemeinsam oder alleine fasten?

Im Urlaub, zu Hause oder während der Arbeit?

Für den Beginn einer Fastenkur ist eindeutig die Urlaubszeit zu bevorzugen, da man Zeit für sich braucht und sensibler wird. Zwar ist beim Fasten nicht viel zu tun, aber das wenige braucht Ruhe und wird mit entsprechender Muße besser gelingen. Die wirklich großen Chancen des Fastens werden sich mit der Zeit im seelischen und geistigen Bereich enthüllen, und dafür braucht man Achtsamkeit.

Wer nur oder vor allem den Körper im Auge hat, könnte auch während der Arbeitszeit fasten. Doch selbst dann empfiehlt sich der Einstieg am Freitagnachmittag, so dass man an den Umstellungstagen frei hat. Wer beruflich viel Auto fahren muss, sollte während der Arbeitszeit nicht fasten, weil die Reaktionszeit in der Umstellungsphase und während der Fastenkrisen beeinträchtigt sein kann. Das gilt für alle entsprechenden Berufe, für Lokführer und Piloten – schon aus Verantwortungsgründen – in noch viel stärkerem Ausmaß.

Fasten während der Arbeitszeit

Zu Hause

Wer zu Hause fasten will, müsste wenigstens für entsprechende Rückzugsmöglichkeiten sorgen, damit das beim Fasten natürliche Bedürfnis nach Ruhe erfüllt werden kann. Auch wenn Fasten aus sich heraus oft innere Bereiche der Stille schafft, ist ein äußerer Ort der Ruhe und Kraft von großem Vorteil. Es wäre außerdem gut, in dieser Zeit keine unangeneh-

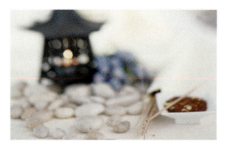

men Tätigkeiten verrichten zu müssen, wohingegen Gartenarbeit oder Putz- und Aufräumarbeiten gut zum Fasten passen, vorausgesetzt man übernimmt sich dabei nicht kräftemäßig. Die normale Leistungsfähigkeit bleibt in der Regel über lange Zeit erhalten, wobei Phasen mit erhöhter Energie genauso eintreten können wie solche mit verminderter Energie (in den erwähnten Fastenkrisen).

Mundgeruch

Zu bedenken ist auch, dass es im Rahmen der ersten Fastenzeiten und entsprechend heftiger Entgiftungsprozesse zur Entwicklung von Mundgeruch kommen kann. Der ist nicht an sich gefährlich, wäre aber für eine Friseurin oder einen Zahnarzt bei der Arbeit doch sehr unangenehm. Langfristig ist Fasten im Übrigen eine gute Therapie für jenen ansonsten besonders therapieresistenten Mundgeruch, der auf Verdauungsprobleme zurückgeht.

6 Wie oft kann oder soll man fasten?

Am besten ist es, regelmäßig zu fasten, aber nicht öfter als zweimal im Jahr. Für mich persönlich, die Mitarbeiter bei den Fastenseminaren und viele regelmäßig kommende Teilnehmer hat sich das Fasten im Frühjahr und im Herbst bestens bewährt. Aufgrund der Dauer der beiden aufeinander folgenden Seminare ergibt sich daraus jeweils eine Fastenzeit von 16 Tagen.

Weniger ist mehr Öfter zu fasten ist in den meisten Fällen unsinnig, weil man den Körper mit vielen Fastenzeiten auf Nahrung sensibilisiert, was für Gewichtsprobleme sorgt und den Jo-Jo-Effekt erklärt. Der Organismus gerät so allmählich in Panik, überhaupt nicht mehr genug zu bekommen, und wird alles, was er erhält, besonders gut anlegen. Er wird immer sparsamer »wirtschaften«, indem er seinen Grundumsatz reduziert und die Nahrung besser ausnutzt. Das ist aber genau das Gegenteil dessen, was Übergewichtige brauchen. Sie sollten im Gegenteil durch ausreichende Bewegung ihren Stoffwechsel gerade während des Fastens ankurbeln und dafür sorgen, dass der Organismus sich wirklich auf Eigenbedarf umstellen kann.

Mit dem Fasten zunehmen

Dieses Phänomen kann man sich natürlich umgekehrt zu Nutze machen und so mit vielen kurzen Fastenzeiten Gewicht zulegen. Nicht wenige Teenager tun das unabsichtlich. Mit jeder Fastenkur und Diät nehmen sie weiter zu und machen sich unglücklicher. Ein Untergewichtiger kann damit aber manchmal deutlich an Gewicht gewinnen, jedenfalls ungleich besser als durch einfaches »Futtern«.

7 Wie lange kann oder soll man fasten?

Weibliche und männliche Aspekte

Hier ist zuvorderst vor archetypisch männlichem Ehrgeiz zu warnen, der schon grundsätzlich nicht zur weiblich geprägten Fastenzeit passt. Ideen wie die, das Körperhaus in Rekordzeit von Grund auf durchzureinigen, sind ausgesprochen kontraproduktiv. Wer so lange Einläufe macht, bis nur noch klares Wasser zurückkommt, wird lediglich seinen Darm quälen, sein ehrgeiziges Ziel aber nicht erreichen. Will man es den Religionsstiftern nachtun und gleich mit 40 Tagen ins Fasten starten, überschätzt man sich und unterschätzt man die weibliche Kraft des Fastens. Der weibliche Pol erscheint dem Männlichen auf den ersten Blick unspektakulär und von daher oft unwichtig, aber in Wahrheit ist er die Basis von allem. Wenn der archetypisch männliche Krieg der Vater aller Dinge ist, brauchen sie auch eine Mutter. Es ist wohl nicht zu weit hergeholt, diese in der Friedens- und Liebesgöttin Venus zu vermuten – als Gegenpol zum so typisch männlichen Kriegsgott Mars.

Das Weibliche wird von der männlichen Welt häufig gering geschätzt – Geschichte sei das endlose Gemetzel von männlichen Soldaten im Auftrag männlicher Kaiser und Könige, Päpste und Fürsten. Aber Geschichte gäbe es schon längst nicht mehr, wenn nicht ständig und ohne viel Aufhebens Frauen trotz aller Gemetzel Kinder bekommen hätten. Würde nicht Mutter Natur auf leise und unspektakuläre Weise in einem fort für ein unglaubliches Wachstum sorgen, hätten wir uns schon längst ausgetobt und wären erfroren und verhungert.

Fasten ist eine ideale Zeit, um diese zeitlosen Wahrheiten zu erkennen und die weibliche Kraft der Natur in sich wirken zu spüren. Wir müssen dem weiblichen Pol aber Zeit geben, wenn wir seine Schätze erleben wollen. Deshalb hat es kaum Sinn, weniger als eine Woche zu fasten, da ja schon die anfängliche Umstellung drei Tage dauern kann. Es hat aber genauso wenig Sinn, gleich mit sechs Wochen anzufangen. Für die erste Fastenerfahrung bietet sich ein Zeitraum von sechs bis 14 Tagen an. Später kann man das – entsprechende Reserven vorausgesetzt – immer noch auf vier Wochen steigern.

Auch kürzere Fastenzeiten (wie ein Tag pro Woche) sind nur dann sinnvoll, wenn der Organismus gelernt hat, sich rasch umzustellen. Sonst verschafft man sich Hungertage, die vielleicht dem Körper, aber sicher nicht der Seele auf Dauer gut tun.

8 Welche Probleme können während des Fastens auftreten?

Stimmungsschwankungen

Euphorie und Krise   Beim Fasten sind Stimmungsschwankungen vielleicht etwas häufiger als im normalen Leben, vor allem nimmt man sie aber deutlicher wahr. Das Gute daran ist, dass die Schwankungen nach oben, also ins Positive, eindeutig überwiegen, weswegen man von der bereits erwähnten Fasteneuphorie spricht. Aber im Zusammenhang mit Krisen können auch Schwankungen nach unten auftreten. Ihnen sollte man ebenfalls Raum geben, denn sie gehören zum Leben und sind Zeichen und Boten aus dem eigenen Schattenreich. Eine geführte Meditation wie »Schatten« kann dabei helfen, den Weg zurück zum Licht zu finden – und in der Konsequenz sogar für viel mehr Licht sorgen.

Der Schlaf

Die Nacht wird als dunkle Seite des Tages vom Mond regiert, der in den alten Traditionen symbolisch für das Weibliche steht. Sie ist der passiven Regeneration gewidmet und der modernen Leistungsgesellschaft von daher nicht viel wert. Der Wecker, typisches Instrument der patriarchalen Gesellschaft, verkürzt die Nacht und damit die Regeneration, bevor sie abgeschlossen ist, was langfristig zu regelrechten Schlafdefiziten führen kann. Wo Schlaf und Regeneration auf Dauer zu kurz kommen, drohen dem Organismus und seinem Nervenkostüm erhebliche Probleme.

Fasten wäre, weil es wie die Nacht dem weiblichen Pol entspricht, eine ideale Zeit, um einen Ausgleich (im Sinne von Balance) zwischen den weiblichen Yin- und den männlichen Yang-Kräften zu erreichen. So können sich zum Beispiel Schlafdefizite in Form von Müdigkeit melden, und es wäre sehr günstig, diesem Schlafbedürfnis nachzugeben, wo immer es möglich ist.

Das Yin-Yang-Prinzip

Mittagsschlaf

Auch ein Mittagsschlaf ist – nicht nur, aber vor allem – während der Fastenzeiten sehr empfehlenswert. Er bedeutet keinerlei Zeitverlust, wie viele Menschen befürchten, denn man wird den Nachmittag anschließend deutlich effizienter gestalten. Ohne Mittagsschlaf erlebt man am Nachmittag keinen nennenswerten Anstieg seiner Leistungskurve mehr, ob man es sich nun eingesteht oder nicht. Die Leistungskurve von Mittagsschläfern ähnelt dem Rücken eines Kamels: Sie hat zwei Höcker. Die »Durcharbeiter« können nur mit einem Dromedarrücken und einem einzigen Höcker aufwarten. Die Ergebnisse einer US-amerikanischen Studie dazu waren so eindeutig, dass Firmen Schlafsäle bauten.

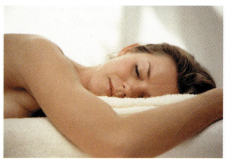

Außerdem sparen »Mittagsschläfer«, sobald das Schlafdefizit einigermaßen abgebaut ist, die mittags verschlafene Zeit nachts wieder ein. Damit ist die Zeitbilanz ausgeglichen – die Leistungsbilanz spricht jedoch eindeutig für den Mittagsschlaf. (Beim Fasten könnte er wunderbar mit dem Leberwickel kombiniert werden; s.u.)

Idealer Schlaf – Wirklichkeit und Mythos

Ist der Schlaf grundsätzlich gestört, kann Fasten ebenfalls für Abhilfe sorgen, auch wenn das auf den ersten Blick nicht so aussehen mag. Um den Zusammenhang zu erkennen, muss man zuerst einmal fragen, wie der ideale Schlaf auszusehen hätte. Die indische Tradition geht davon aus, dass sich der Mensch auch in Bezug auf den Schlaf erst entwickeln muss, um dem Ideal nahe zu kommen. Beim so genannten Yogi-Schlaf verlässt die Seele zu Beginn der Nacht den Körper und geht allein und unbe-

Nachts auf Reisen gehen

schwert auf Reisen, während der Körper in tiefer Ruhe regeneriert. Das heißt nichts anderes, als dass das Bewusstsein die ganze Nacht über wach bleibt.

In unserer Kultur geht man nicht so weit. Allerdings ist auch uns bekannt, dass der gesunde Mensch im Normalfall mehrere Träume pro Nacht hat. Währenddessen arbeitet das Bewusstsein, und am Morgen erinnert man sich an die Träume. Seit Freud werden Träume in unseren Breiten immerhin als wichtig anerkannt; für archaische Völker waren sie schon immer von großer Bedeutung.

Moderne Menschen haben sich inzwischen meist weit von diesem Ideal entfernt. Viele glauben, gar nicht mehr zu träumen, weil sie die Trauminhalte nicht erinnern. Zum Glück träumen auch sie, sind nur zu »bewusstlos«, um sich zu entsinnen. Würden sie wirklich nicht mehr träumen, wären sie dem Wahnsinn verfallen, wie Untersuchungen in Schlaflabors zeigen. Werden Menschen in den REM- oder Traumphasen regelmäßig geweckt, beginnen sie oft schon nach drei, spätestens aber nach sieben Tagen zu halluzinieren, das heißt, sie sehen mit offenen Augen Traumbilder. Die Traumaktivität ist also für die Erhaltung der geistigen Gesundheit zwingend notwendig. Für das seelische Wohlbefinden wäre auch das Erinnern der Trauminhalte von großer Bedeutung, wie nicht nur die Erkenntnisse archaischer Völker, beispielsweise der Indianer, belegen, sondern auch die Erfahrungen der Psychotherapie.

Träumen ist wichtig für die geistige Gesundheit

Träumen als Chance für die geistige Gesundheit

In einer Zeit, da viele Menschen den Zugang zu den eigenen inneren Bilderwelten weitgehend verloren haben, werden die Schlaferfahrungen beim Fasten oft missverstanden. Fasten als archetypisch weibliche Therapieform ist bestens geeignet, den Zugang zu den nächtlichen Traumbildern wieder herzustellen, allerdings nicht auf einmal, sondern in Etappen.

Unruhiger Schlaf

Es kann vorkommen, dass Menschen, die es bisher für normal hielten, abends müde ins Bett zu sinken, die Nacht »bewusstseinslos« zu verbringen und morgens – gleichsam ungestört durch die innere Bilderwelt – halbwegs frisch aufzuwachen, sich beim Fasten regelrecht gestört fühlen, weil sie »unruhiger« schlafen.

Das bedeutet aber nichts anderes, als dass sie wieder anfangen, etwas von der Nacht mitzubekommen – wohl noch nicht die Trauminhalte, aber zum Beispiel schon die begleitenden Emotionen, die für die entsprechende Unruhe sorgen. Wer mitten in der Nacht schweißnass oder mit Herzklopfen erwacht, wird davon nicht begeistert sein. Aber es ist der erste Schritt in Richtung Rückeroberung der Nacht durch das Bewusstsein. Der Trauminhalt ist noch nicht zu fassen, doch die mit ihm einhergehende Angst zeigt sich im Schweiß, wie das klopfende Herz von jenen Emotionen kündet, die mit Sicherheit zu einem entsprechenden Traum gehörten.

Einschlafstörungen

Wer schlecht einschlafen kann, hat Probleme mit dem Loslassen. Unbewusst wird hier die Nacht als weibliche Hälfte des Tages erkannt, und es entwickelt sich ein vom Bewusstsein unbemerkter Widerstand, sich ihr anzuvertrauen. Meist ist das Blut im Kopf, und die Gedanken kreisen unaufhörlich um irgendein Problem. Alles, was diesen Zustand bessern kann, ist auch geeignet, den Schlaf anzubahnen.

Kalte Füße

Kalte Füße verraten nicht nur einen Durchblutungsmangel auf unterster Ebene, sondern sind auch ein Synonym für Angst. Eine Wärmflasche kann beides beheben. Die von außen zugeführte Wärme zieht mehr Blut nach unten und sorgt dafür, dass die Angst abnimmt. Ebenso wirksam sind Methoden, die den Verstand davon abhalten, seine den Schlaf verhindernden Gedanken zu wälzen – etwa das berühmte Schäfchenzählen oder bis 100 und zurück zu zählen. Anspruchsvollere Möglichkeiten, über Entspannungsmethoden in den Schlaf zu finden, bietet die CD *Schlafprobleme*[2]. Außerdem können auf diesem Weg die Schlafhindernisse entdeckt und behoben werden.

Schäfchen zählen bei Einschlafproblemen

Eine bei Kindern bewährte Möglichkeit der Schlafanbahnung ist das Wiegen. Neuerdings gibt es eine wundervolle Ergänzung zu jedem Kinderbett in Form von vier Unterlegscheiben unter die Bettpfosten, die dafür sorgen, dass Baby sich in seinem eigenen Atemrhythmus in den Schlaf wiegen kann. Was in Bezug auf das Einschlafen hilft, ist auch ein Geheimtipp für das Durchschlafen. Wer diese Art von schwebendem

Schlafgefühl einmal erlebt hat, möchte sie nicht mehr missen, wie wir von unseren aufwändigen Therapieliegen wissen. In Zukunft wird es dieses wunderbare Patent hoffentlich auch für Erwachsene und ihre Betten geben.

Schlafhilfen

- Ein warmes Getränk am Abend, um einen hungrigen Magen zu beruhigen, am besten Nerventee, ausnahmsweise auch mit einem Löffel Honig versüßt
- Entspannende Tätigkeit oder Meditation vor dem Einschlafen oder gleich die Reisen von der CD *Schlafprobleme*
- Körperliche Übungen, um das Blut aus dem Kopf zu holen: Kneipp'sche Anwendungen, Spaziergang, Yoga, Joggen
- Ansteigendes Fußbad mit dem Kreislaufgerät (s.u.)
- Frische Luft ins Zimmer lassen: Fenster auf (und gut zudecken)
- Wärmflasche an die Füße
- Medizin: Höchstens Baldriantropfen oder Melissentee – in besonders hartnäckigen Fällen auch ausnahmsweise einmal ein Bier (Hopfen beruhigt)

Auswirkungen auf die Periode

Im Prinzip gilt hier Ähnliches wie für den Schlaf und letztlich für alle anderen Körperfunktionen. Im Fastenprozess entwickelt sich die Tendenz, Gesundheit und Harmonie im Körper wieder herzustellen, falls sie verloren gegangen sind.

Die Menstruation als natürlicher Aderlass

Um in der Lage zu sein, die Veränderungen, die bezüglich der Periode eintreten können, nachzuvollziehen, ist es notwendig, das Wesen der Periode selbst zu verstehen. Während die moderne Gynäkologie sie lediglich im Zusammenhang mit der Fortpflanzung sieht, ging Hildegard von Bingen davon aus, dass es sich dabei um einen natürlichen Aderlass handele, mit dessen Hilfe der Organismus Dinge loswerden könne, die er nicht mehr brauche. Die Erfahrungen mit der Periode beim Fasten legen nahe, dass Hildegard mehr begriffen hatte als die modernen Frauenärzte. Denn wenn man die Menstruation als Entgiftungsmechanismus betrachtet, ergeben die unterschiedlichen Veränderungen einen Sinn.

Kommt die Periode in den Anfangstagen des Fastens, kann sie besonders stark ausfallen und sogar festes Material zu Tage fördern, fast wie bei einem Abgang. Es scheint, als würde der Körper, der jetzt ganz auf Entgiftung, Entschlackung und Neuordnung eingestellt ist, die Gelegenheit beim Schopf ergreifen und auch in der Gebärmutter einen Großputz anberaumen.

Fällt die Periode dagegen ans Ende der Fastenzeit, kann sie sich sehr schwach entwickeln. Wahrscheinlich geschieht das in den Fällen, wo der Entgiftungsprozess schon so weit fortgeschritten ist, dass es keiner starken Periode mehr bedarf. Diese Interpretation legt auch die Erfahrung nahe, dass eine Periode, die knapp nach der Fastenzeit fällig wäre, manchmal ganz ausbleibt, weil der Körper sie in dieser Situation wohl nicht mehr nötig hat.

Insgesamt wird regelmäßiges Fasten über die Jahre Periodenbeschwerden reduzieren; allerdings kann auch das Fasten nicht für eine regelmäßige und rhythmische Periode sorgen. Das gelänge wohl nur durch den Verzicht auf jede Form von künstlichem Licht. Dann würde sich die Periode wieder dem Mondrhythmus angleichen, so dass die Menstruation auf Neumond fiele.

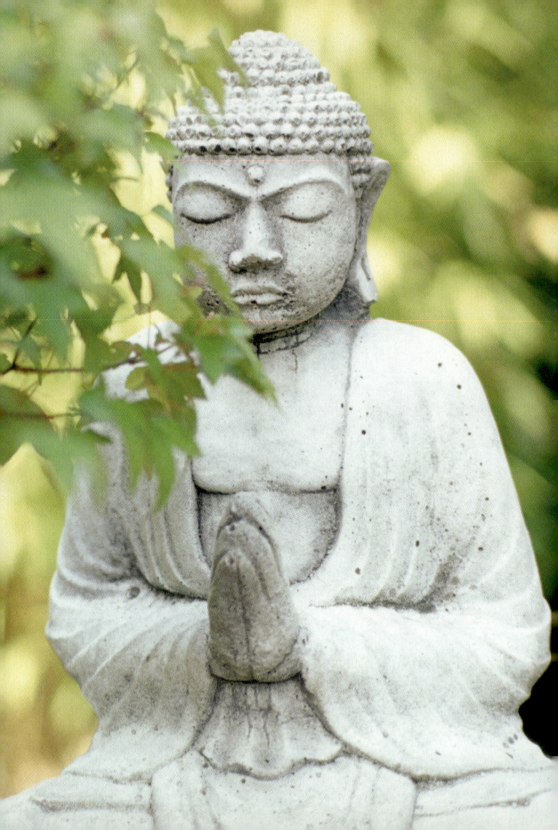

II Chancen während der Fastenzeit

9 Innere Ruhe

Beim Fasten besteht die wundervolle Möglichkeit, innere Ruhe zu finden. In einer Welt voller Hektik wird diese Einkehr nach innen oft als großes Geschenk erlebt. Wer die Gelegenheit hat, sich zurückzuziehen und inneren Prozessen Zeit zu widmen, wird erleben, wie wenig er braucht, um glücklich und ganz bei sich zu sein.

Durch das Fasten zur inneren Ruhe finden

Veränderte Wahrnehmung

Als archetypisch weibliche Therapieform verändert Fasten bei den verschiedenen Wahrnehmungsarten den Schwerpunkt. Fastende kommen häufig vom Sehen, dem es um Informationsaufnahme geht, zum Schauen, bei dem die innere Schau und die Entwicklung einer eigenen Vision wichtiger sind. Das Hören auf Informationen von außen weicht nicht selten dem Horchen und Lauschen auf Meldungen aus der eigenen Innenwelt. Das Fühlen wird insgesamt wichtiger, und die Nase kann sich wieder zu einem »guten Riecher« entwickeln, der es den Fastenden ermöglicht zu »wittern«, dass sich etwas Wichtiges ereignen wird.
Insgesamt wird der Output geringer und der Input wichtiger, was der inneren Einkehr entspricht. Wer sich nachhaltig nach innen wendet und dort für Ordnung sorgt, wird anschließend auch außen mehr bewegen und bewirken.

Entspannung und Meditation

Keine Zeit eignet sich besser, um Kontakt zum eigenen Innenleben zu finden, als die Fastenzeit. Tiefe Entspannung zu finden ist angesichts der modernen Hektik nicht eben leicht. Während des Fastens gibt es in der Regel eine große Sehnsucht nach echtem Loslassen – und alle Chancen, es zu verwirklichen. Natürlich kann man sich Lehrer und Seminare etwa für autogenes Training oder die Jacobson'sche Muskelrelaxation suchen,

Die geführte Meditation ist ideal für Einsteiger

aber einfacher ist es, dies über CDs in eigener Regie zu erleben. Einen guten allgemeinen Einstieg bietet zum Beispiel die CD *Tiefenentspannung*[3]. Unter den Meditationsformen ist die Methode der geführten Meditation besonders günstig zum Einstieg, da sie sich gezielt mit den auftretenden Themen und sogar Problemen beschäftigt. Aber natürlich eignen sich auch andere Formen der Meditation, vor allem wenn schon ausgiebige Erfahrungen vorhanden sind. Dann wird die Fastenzeit auch in diesem Bereich für Vertiefung und Intensivierung sorgen.

Wer einen Einstieg in die innere Welt der Meditation sucht, tut gut daran, sich mit verschiedenen, zu seiner Situation passenden CDs auf die »Reise nach innen«[4] zu machen. Es ist auch für Meditationsanfänger einfach, den mit einem Klangteppich unterlegten, gesprochenen Texten zu folgen und erste Erfahrungen zu machen, die sich von Mal zu Mal vertiefen. Fastende, die mit solchen Reisen nach innen bereits etwas vertrauter sind, können mit Themen wie »innerer Arzt«, »Elementerituale« oder »Heilungsrituale« rasch in tiefere Ebenen der eigenen Seelenbilderwelten vordringen.

Vor allem bieten geführte Meditationen über die Chance, sich eigenen Problemen zuzuwenden, eine direkte Hilfe beim Fasten. Die Liste der Möglichkeiten (und der entsprechenden CDs) ist inzwischen lang und reicht von angstfrei leben über Allergien bis zu Tinnitus. Immer wieder

---

Geführte Meditationen

Allgemeine Themen: *Tiefenentspannung, Innerer Arzt, Mandalas, Schatten, Naturmeditation, Entgiften – Entschlacken – Loslassen* (mit Begleitbuch)

Zu speziellen körperlichen Problemen beim Fasten: *Kopfschmerzen, Niederer Blutdruck, Haut-, Herz-, Rücken-, Schlafprobleme, Angstfrei leben, Allergien, Tinnitus und Gehörschäden, Frauenprobleme*

Zu seelischen Problemen: *Lebenskrisen als Entwicklungschancen, Partnerbeziehungen*

Nach dem Fasten: *Mein Idealgewicht* (Taschenbuch mit drei CDs), *Visionssuche*

Alle erschienen in der Reihe Arkana-Audio im Goldmann Verlag. Weitere geführte Meditationen finden Sie unter www.dahlke.at.

berichten Fastende, wie sie mit Hilfe solcher Programme während der ohnehin heilungsfördernden Fastenzeit ihre Symptome in den Griff bekommen beziehungsweise zum Verschwinden bringen konnten. Für Selbstheilungsvorgänge gibt es sicher keinen geeigneteren Zeitraum als das Fasten.

Einige Programme sind auch geeignet, auf der Suche nach dem eigenen Weg voranzukommen, wie etwa die CD *Frauenprobleme*, die eigentlich *Der Weg des Weiblichen* heißen müsste und die bedeutenden Archetypen beziehungsweise weiblichen Muster der Antike zum Anlass nimmt, den eigenen weiblichen Mustern auf die Spur zu kommen. In eine entsprechende Richtung weist auch die CD *Auf der Suche nach der eigenen Vision*.

Direkte Hilfe beim Fasten

Mandala-Malen zur Zentrierung

Eine ebenfalls sehr entspannende Methode, die obendrein zentrierend wirkt und die innere Sammlung fördert, ist das Mandala-Malen. Stück für Stück wird dabei die Struktur etwa einer gotischen Fensterrose mit Farbstiften ausgemalt. Auch wenn es intellektuell schwer verständlich ist, führt das mit der Zeit zu einer eigenartig angenehmen inneren Sammlung und dem Gefühl, der eigenen Mitte näher zu kommen. Die beiden Mandala-Malbücher *Mandalas der Welt* und *Arbeitsbuch zur Mandala-Therapie*[5] liefern neben einer Fülle von Vorlagen auch vieles zum Hintergrund dieser uralten und bewährten Methode der Zentrierung. Das Erste der beiden Bücher hat seinerzeit eine regelrechte Mandala-Malwelle ausgelöst und sich bei Fastenkuren und Psychotherapien bestens bewährt.

Mit dem Malen von Mandalas der eigenen Mitte näher kommen

10 Bewegung

Wellness und Fitness

Wem es um diese modernen Themen geht, der ist sowohl mit der Frühlings- als auch mit der Herbstfastenzeit gut beraten, am besten natürlich mit beiden. Allerdings darf man die Ansprüche an Wellness während des Fastens bei den ersten Kuren nicht zu hoch hängen, da es gut sein kann, dass der Organismus beim Sanieren von Baustellen im eigenen Land

Wellnessgefühle nach dem Fasten

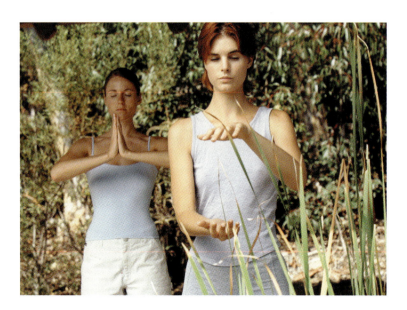

noch keine Energie für echtes Wohlfühlen übrig hat. Nach der Fastenzeit wird aber sicher ein Wellnesseffekt zu spüren sein, der – natürlich in Abhängigkeit von der anschließenden Lebensführung – auch länger anhalten wird.

Mit der Zeit und regelmäßigen Fastenerfahrungen wird das Wohlfühlen auch schon während des Fastens »ausbrechen«. Nicht selten habe ich es erlebt, dass Menschen überhaupt erst durch karge Fastenzeiten ihr Leben zu genießen lernten. Diejenigen, die das schon können, werden staunen, wie sehr sich zum Beispiel Essensgenuss durch eine längere Fastenpause steigern lässt. Das gilt auch für die Beziehung zum Partner und sogar zur Arbeit.

Fasten und Bewegung

Vor allem wird sich spätestens nach dem Fasten ein tief reichendes Fitnessgefühl einstellen. Auf diesem leisen und wenig spektakulären Weg wird man in verblüffender Weise leistungsfähiger und deutlich resistenter gegen Krankheitssymptome. Mit der Zeit wird sich das Fitnessgefühl auch schon während der Fastenzeit einstellen; ausgiebiger, genussvoller Bewegung steht dann nichts mehr im Weg.

Darüber hinaus kann man sich über die zurückkehrende Freude am eigenen Körper und dessen zunehmend verbesserter Funktionalität auch Bereiche wie Dehnung (als Gegenpol zur Kräftigung) erschließen, was wachsende Geschmeidigkeit und fließende Bewegungsrhythmen zur

Folge hat. In einer so vom weiblichen Pol geprägten Zeit wie dem Fasten geht es in der Regel auch ansonsten leistungsorientierten Sportlern weniger um Kraft als um fließende Bewegungen, die an sich Freude machen. Die Fastenzeit ist wunderbar dafür geeignet, einen Zugang zu Stretching-Übungen und Yoga, Taiji und Qi Gong zu finden.

Ausdauertraining

Mehrfach klang bereits an, wie wichtig Bewegung beim Fasten ist, wenn man seine Muskeln erhalten und seinen Kreislauf stabilisieren will. Besonders bei Menschen, bei denen das Abnehmen im Vordergrund steht, ist Bewegung im Sauerstoffgleichgewicht (s. Kapitel 20) unverzichtbar. Es reicht dann nämlich keinesfalls, dem Körper Kalorien vorzuenthalten; mindestens genauso wichtig ist es, den Verbrauch zu steigern und den Grundumsatz zu erhöhen. Erst dadurch kann der Vorgang des Abnehmens richtig in Gang gebracht werden.

Dehnen

Auch sanfte Bewegung im Sinne der erwähnten Dehnungsübungen hätte jetzt eine sehr gute Chance, wenn das Gefühl für den eigenen Körper wieder besser und ausgeprägter wird. Die CD *Den Tag beginnen*[6] bringt diesbezüglich ein anspruchsvolles Programm, das, mit Musik unterlegt, dem morgendlichen Räkeln einer Katze nachempfunden sein könnte.

Qi Gong und Taiji, Yoga und Feldenkrais

Die Bewegungsübungen aus dem Qi Gong eignen sich ebenfalls für die Fastenzeit, genauso wie die verschiedenen Taiji-Formen. Mit ihren sanften, fließenden Bewegungsabläufen kommen sie dem weiblichen Charakter der Fastenzeit besonders nahe. Ähnliches gilt für Yoga und westliche Bewegungsstile wie das Tragern nach dem US-amerikanischen Therapeuten Milton Trager oder die Körperarbeit nach Feldenkrais.

Sanfte Körperübungen

Eine besonders kreative, ja witzige Bewegungsart, die vom Intelligenz- über das Koordinations- bis hin zum Ausdauertraining vieles verbindet, ist die so genannte Bewusstseinsgymnastik, wie in *Die Säulen der Ge-*

sundheit[7] beschrieben. Dabei wird der Kopf in seinen Koordinationsmöglichkeiten bewusst überfordert, weil er dann neue Nervenbahnen schalten muss, was ihn einerseits flexibler und andererseits intelligenter macht.

Jonglieren und Bewegungsspiele

Auch spielerische Übungen haben sich bewährt, wie etwa das Jonglieren. Entsprechende Bewegungsspiele regen die eigene Kreativität an, können großen Spaß machen und Erfolgserlebnisse vermitteln, die denen der Kindheit entsprechen. Wer in der Fastenzeit mit Bällen jonglieren lernt, wird daran eine fast kindliche Freude haben. Im übertragenen Sinn wird es ihn vielleicht sogar fähiger machen, mit den Herausforderungen des Lebens besser zu jonglieren.

11 So unterstützen Sie die Entgiftung

Tepidarium und Sauna

Da Fasten auch ein Entgiftungsprogramm darstellt, liegt es nahe, hier mit weiteren Methoden nachzuhelfen. Eine bewährte Möglichkeit ist die Benutzung des Tepidariums, jener Wärmekammer, die auf die Römer zurückgeht und mit milder Strahlungswärme von 38 Grad zu langem Verweilen und intensivem Schwitzen einlädt. Wichtig ist dabei, sich vorher und hinterher zu wiegen und den Gewichts- beziehungsweise Wasserverlust durch Trinken guten Wassers am besten schon in der Wärmekammer auszugleichen.

Nachhaltig entgiften Der Aufenthalt lässt sich auf angenehme Weise mit Dehnungsübungen oder geführten Meditationen verbinden. Der Körper wird – im Gegensatz zur Sauna – kaum angestrengt, sondern auf ebenso milde wie nachhaltige Art und Weise entgiftet.

Saunen kommt während des Fastens höchstens in Frage, wenn man die sanfte Biosauna mit nicht über 50 Grad benutzt. Wer häufig in die finnische Sauna geht, kann diese Gewohnheit auch während der Fastenzeiten beibehalten, sollte sich aber klar machen, dass Temperaturen von über 90 Grad den Organismus eher zu Panik- als zu Entschlackungsreaktionen anregen.

Das Arndt-Schulz'sche Gesetz der milden Reize

In diesem Zusammenhang ist das Arndt-Schulz'sche Gesetz interessant, das besagt, dass schwache Reize die Lebenskräfte anfachen, mittlere sie fördern, während starke Reize sie hemmen und überstarke sogar blockierend wirken. Das spricht für das Tepidarium oder die Schwitzgrotten mancher Thermalbäder, aber sicher nicht für Gewaltkuren, bei denen der Körper im wahrsten Sinne des Wortes in Schweiß ausbricht.

Übersäuerung und Fasten

Grundsätzlich sind fast alle modernen Menschen übersäuert. Es geht uns ähnlich wie unseren Bäumen, die an der Übersäuerung durch sauren Niederschlag leiden. Hinsichtlich der Ernährung sind vor allem Obst und Gemüse basisch in ihrer Wirkung, wohingegen Fleisch, Fett und Süßigkeiten der Übersäuerung Vorschub leisten.

Die Übersäuerung des modernen Menschens findet in der Psyche statt

Der Hauptgrund für die generelle Übersäuerung liegt aber wohl in der Psyche. Die meisten so genannten Zivilisationsmenschen beginnen ihren Tag bereits sauer, begeben sich entsprechend sauer in den morgendlichen Stau und landen weiter angesäuert an ihrer Arbeitsstelle, wo die Sauerkeit in die nächste Runde geht. Die Lebensumstände werden nicht nur in ökologischer Hinsicht immer saurer, sondern auch in Bezug auf das ganze Klima, zumindest in den Großstädten.

Fasten kehrt den Übersäuerungsprozess im Gewebe um und sorgt für massive Entsäuerung, auch wenn dadurch zuerst einmal der Säurepegel im Blut ansteigt. Natürlich muss die Säure über den Blutweg entsorgt werden, wie sonst? Dabei kann es – allerdings sehr selten – zu einem Gichtschub kommen. Ich habe das in gut 25 Jahren bei vier großen Fastenseminaren im Jahr und vielen fastenden Psychotherapiepatienten erst zweimal erlebt.

Der verbundene Atem zur Entschlackung und als Psychotherapie

Am stärksten entsäuernd wirkt der »verbundene Atem«[8], der sich bei uns seit gut 20 Jahren begleitend zu Psychotherapien und Fastenkuren bestens bewährt hat. Dabei wird der Organismus durch entsprechendes

Die Loslasswirkung während des Atmungsprozesses

Überatmen mit Luft beziehungsweise Sauerstoff (Sanskrit *Prana*) geradezu überschwemmt, während er in erheblichem Ausmaß Kohlendioxid, eine der wichtigsten Stoffwechselschlacken, abatmet. Die Methode wirkt in Verbindung mit dem Fasten besonders sanft und tief und ist hochwirksam, wie sich während unserer vierwöchigen Psychotherapie, aber auch im Fastenseminar »Unser Körper – Tempel der Seele« immer wieder gezeigt hat.

Noch entscheidender und vor allem spektakulärer ist die Loslasswirkung des Atemprozesses, die mit der gegen Ende erreichbaren Entspannung alle bisher erwähnten Meditationstechniken in den Schatten stellt.

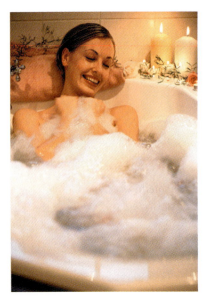

Seidige Haut durch Entsäuerung

Bäder

Warme Bäder sind beim Fasten, wenn man eher zum Frieren neigt, naturgemäß besonders angenehm. Es ist aber darauf zu achten, dass sie nicht zu heiß geraten und sich nicht zu Kreislaufbelastungen auswachsen. Die verschiedensten Badezusätze können die gewünschte Wirkung auf sanfte Weise entfalten, da die Haut ein guter Filter ist. Wer Beruhigung sucht, ist etwa mit Melisse gut beraten, während Fichtennadelextrakte eher anregen.

Entsäuerungsbäder

Ein besonderer Genuss, weil sehr angenehm für die Haut, und beim Fasten wegen der deutlichen Entsäuerung ausgesprochen empfehlenswert, ist das basische Badesalz von Orgon. Die Haut wird davon ganz seidig und fühlt sich gleichermaßen geschmeidig und zart an. Die ohnehin im Körper ablaufenden Entsäuerungsprozesse damit zu unterstützen ist sinnvoll und nimmt dem Organismus Arbeit ab.

Ausdauerbewegung als Entsäuerungsmaßnahme

Bewegung im Sauerstoffgleichgewicht hat ebenfalls eine deutlich entsäuernde Wirkung, sofern dabei nicht übertrieben wird. Leistungssport, der zur Überforderung tendiert, führt bekanntlich zum Anstieg des so genannten Laktatspiegels, also zur Übersäuerung durch Milchsäurebildung, was sich als Muskelkater zeigt. Vom Gesundheitsstandpunkt aus ist von derlei Aktivitäten abzuraten.

12 Entgiften, Entschlacken, Loslassen auf allen Ebenen

Die Möglichkeiten auf der Körperebene sind vielfältig. Das Buch *Entschlacken – Entgiften – Entspannen*[9] nennt zahlreiche Arten, sich diesbezüglich Gutes zu tun und die Fastenzeit zu vertiefen.

Die Fastenzeit ist ideal, um seelische Probleme dauerhaft zu klären

Noch wichtiger aber ist auch in diesem Zusammenhang die seelische Ebene. Knoten, die nur im Körper gelöst werden, haben leider die Tendenz wiederzukommen. Werden sie aber auf der Bewusstseinsebene angegangen, und löst man das dahinter liegende seelische Problem, können sie auch den Körper definitiv verlassen. Fasten ist die ideale Zeit, um solche Klärungen herbeizuführen.

»Loslassen« ist heute zu einer Art Zauberwort geworden. Wer würde nicht gern seine alten Probleme, seinen Stress und die Verspannungen im Nacken loslassen? Eine weitgehend unterschätzte Chance ist das Loslassen im Sinne echten Verzeihens. Wer aufhört, anderen etwas nachzutragen und beleidigt zu sein, wird sein Leben drastisch erleichtern. Immerhin muss er dann nicht mehr so viel schleppen und braucht sich auch das Leid des Beleidigtseins nicht länger aufzubürden. Das Programm *Entgiften – Entschlacken – Loslassen*[10] (CD und Taschenbuch) bringt Übungen dazu, die sich in dieser Hinsicht bewährt haben.

13 Betreuung beim Fasten

Äußerer und innerer Betreuer

Die Art der Betreuung hängt natürlich von der Art des Fastens ab. Grundsätzlich kann man auch allein fasten, aber zumindest beim ersten Mal wird die Begleitung durch fastenerprobte Helfer beruhigend und hilfreich sein. Es müssen nicht unbedingt Ärzte oder Heilpraktiker sein, viel wichtiger wäre, dass die Begleiter über eigene Erfahrungen mit dem Fasten verfügen und dem Prozess zu vertrauen gelernt haben. Nicht das Ein-

Am wichtigsten sind das Fasten an sich und der innere Arzt

greifen bei jeder Gelegenheit, das die Macher der Schulmedizin propagieren, ist gefragt, sondern das *nil nocere* der alten Ärzte, das man übersetzen könnte mit »vor allem nicht schaden«. Der Fastenprozess selbst und der innere Arzt sind die eigentlichen Betreuer und sollten möglichst wenig bei ihrer verantwortungsvollen Arbeit gestört werden.

Kommunikation in der Gruppe Gleichgesinnter

Zen-Meditation

In Seminaren wird man die notwendige Hilfe allerdings eher finden als bei einem Einzeltherapeuten. Sie haben obendrein den Vorteil, dass man sich mit Gleichgesinnten austauschen kann. Wenn sich in den Gruppen alte (Fasten-)Hasen mit Anfängern mischen, ist das eine ideale Möglichkeit, miteinander ins Gespräch zu kommen und sich gegenseitig zu bestätigen und Mut zu machen. In einem Seminar wie »Fasten – Schweigen – Meditieren«, das durch die Strenge der Zenstruktur hohe Anforderungen an die Teilnehmer stellt, haben wir inzwischen eine große Anzahl von Wiederholern, die zu einer Art Kotherapeuten avanciert sind. Obwohl überwiegend geschwiegen wird, baut sich über die nonverbale Kommunikation rasch ein vertrauensbildendes Feld auf, so dass auch die Einsteiger verblüffend schnell in die Struktur finden und über sich hinauswachsen. Fast jeder kennt wohl diesen Effekt. Spielt man mit einem erfahreneren und besseren Tennispartner, wächst man leichter über sich hinaus.

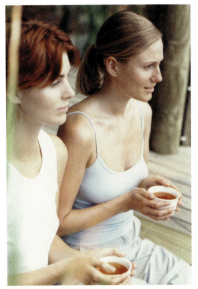

Außerdem kann ein gutes Programm mit entsprechenden Erklärungen, Aussprachemöglichkeiten und Meditationen eine Atmosphäre schaffen, die Vertrauen vermittelt. Allein die Gewissheit, dass auftretende Symptome und Probleme in einer Gruppe aufgefangen werden und rasch Einordnung und gegebenenfalls Behandlung finden, kann anfangs sehr helfen und die notwendige Sicherheit vermitteln.

Wenn man allein fastet

Natürlich kann man sich ein Programm auch selbst zusammenstellen, zum Beispiel mit einem Leitfaden wie diesem Ratgeber, mitgeführten Meditationen, Mandala-Büchern, Bewegungseinheiten, Spaziergängen,

Natur- und Kulturerlebnissen. Auch dann wäre es aber sinnvoll, einen fastenerfahrenen Helfer im Hintergrund zu wissen, der für auftretende Fragen und kleine Probleme ansprechbar ist.

Auf sich allein gestellt könnte man – der eigenen Fantasie folgend – sich gut mit sich selbst beschäftigen. Eine Fastenzeit eignet sich sehr dazu, sich selbst besser kennen zu lernen. Geleitete Meditationen können dazu beitragen, aber auch das Führen eines Fastentagebuches, das hilft, die Entwicklungsschritte zu überblicken.

14 Seelennahrung während des Fastens

Während der Körper den Verzicht lebt und lernt, sich mit Wasser und Tee zu bescheiden, ist es wichtig, der Seele gute Nahrung anzubieten. Fasten böte eine ideale Gelegenheit, mit der Vermüllung durch Funk und Fernsehen Schluss zu machen. Jetzt wäre eine ideale Zeit, sich mit guter Literatur zu beschäftigen, die die Seele nährt und Anlass zu eigenen Gedanken und zur Auseinandersetzung mit anspruchsvollen Stoffen liefert. Auch Filme, die die Seele ansprechen, fänden jetzt ein gutes Echo und könnten die eigenen Erfahrungen bereichern, besonders wenn sie danach diskutiert und in Bezug auf den eigenen Weg gedeutet werden.

Das Naturerleben mag für viele nun eine größere Rolle spielen; tatsächlich wird der Fastenprozess aus sich heraus die Verbundenheit mit der Natur fördern. Spaziergänge gewinnen so eine neue Dimension. Wenn einen die Landschaft innerlich anspricht und große Bäume und kleine Blumen zu Kommunikationspartnern werden, kann sich eine ganz neue Welt des Erlebens öffnen.

Unterstützung und Anregung von der Umwelt

Aber auch Gespräche mit Freunden können (wieder?) wichtig werden. In einer Zeit permanenter Reizüberflutung und eines enormen Überangebots an elektronischer Kommunikation müssten sie allerdings wohl aktiv gesucht werden. Solche Oasen der Ruhe und der Beschäftigung mit für die Seele wichtigen Themen brauchen heutzutage geschützte Zeiträume, um nicht im üblichen Programm unterzugehen.

In eine ähnliche Richtung kann auch gemeinsam erlebte oder gespielte Musik führen. Damit Musik die Seele berührt, braucht sie viel mehr bewussten Raum – als Hintergrundkulisse im normalen Alltag bleibt sie weit hinter ihren Möglichkeiten zurück. Fasten ermutigt die Seele zu solchen Erfahrungen und Experimenten; man müsste nur die entsprechenden Räume schaffen.

Als Seelennahrung eignen sich natürlich auch Konzerte und Theatererlebnisse, sogar Kinobesuche und Ausstellungen, falls sie in der Lage sind, das eigene Erleben anzuregen und Anstöße zu geben, die berühren und bewegen. Vielleicht ist die Fastenkur auch die richtige Zeit, um alte Träume von eigenen äußeren Bildern wiederzubeleben und den Pinsel in die Hand zu nehmen. Möglicherweise ist das Mandala-Malen der Einstieg dazu, sich noch freier und der eigenen Kreativität entsprechend auszudrücken. Auch ein Fotoapparat kann in diesem Sinn zur Hilfe werden, schauen zu lernen, statt die Welt bloß abzuknipsen.

Tanzen und Musik Tanzen ist ebenfall eine Möglichkeit, das kreative Potenzial aktiv ins Leben einzubringen. Ein Tanzkurs kann die Basis sein, um sich bewusst mit jemanden in einen Rhythmus zu begeben, der beide trägt. Wer mit einem Partner schwingen kann, wird sich leichter auf andere Rhythmen einstellen und so auch besser zu seinem eigenen finden. Natürlich könnte auch freies, ausdruckstarkes Tanzen, das unter dem Namen »Biodanza« populär wird, das Ziel sein.

Sport als
neues Erlebnis Die Kombination aus Bewegung und Musik passt ideal zum Fasten und stärkt das Gefühl für den eigenen Rhythmus bis hin zum Lebensrhythmus. Ausgiebiges Tanzen von mindestens einer halben Stunde ist nebenbei auch eine Form der Bewegung im Sauerstoffgleichgewicht.

Schließlich ist die Fastenzeit ideal geeignet, auf ein mehr auf das Innere bezogenes Erleben umzusteigen. Wer Sport und Bewegung bisher nur unter Leistungsaspekten sehen konnte, hat jetzt die Chance, einen großen Schritt in die Tiefe und nach innen zu gehen. Anstatt besonders schnell zu laufen, ist die neue Herausforderung, geschmeidig zu laufen; anstatt beim Radfahren besonders kräftig in die Pedale zu treten, tut man es nun rund und stetig; anstatt besonders kraftvoll zu schwimmen, macht man es fließend – und so weiter.

Besonders bei Beschäftigungen wie dem Reiten und Tanzen, die noch ein anderes Lebewesen mit einbeziehen, kann man erleben, wie viel bewusster und harmonischer die eigenen Bewegungsabläufe in der Fastenzeit ausfallen. Daraus wird ein ganz neuer Spaß an alten Bewegungsmustern wachsen, der im Idealfall über die Zeit der Kur hinaus erhalten bleibt und zum Grundstein für ein neues Leben wird.

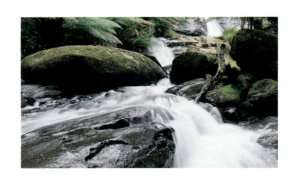

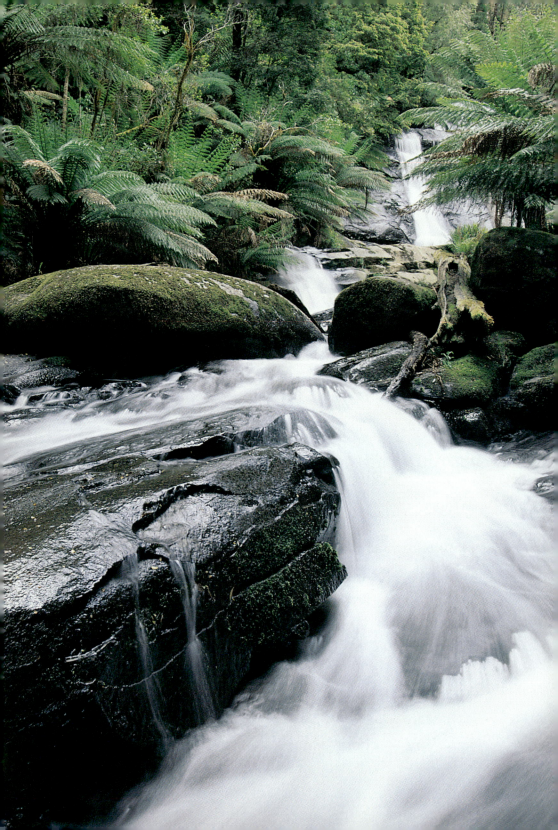

III Typische Symptome beim Fasten

15 Haut und Gewebe

Schlaffe Haut durch Druckabfall

Beim Fasten kommt es in allen Zellen zu einem generellen Druckabfall, der sich beispielsweise durch Kreislaufprobleme und sinkenden Blutdruck bemerkbar macht, aber auch an Haut und Augen. Weil man kein Salz zu sich nimmt, lässt der so genannte Turgor, der Zellinnendruck, nach. Deshalb wird die Haut schlaffer und sogar faltiger, was durchaus erschrecken kann, weil es einen älter aussehen lässt. Das Beruhigende daran ist, dass nach dem Fastenaufbau, sobald dem Körper wieder Salz zugeführt wird und der Zellinnendruck steigt, die Haut »wie neu« erscheint. Tatsächlich gibt es wenig, das der Hautregeneration so gut tut wie Fasten. Wer trotzdem beunruhigt ist, kann sich mit Hilfe der CD *Hautprobleme*[11] dem Thema »eigenes Fell« meditativ nähern und sich mit den Spuren, die die Zeit und das Leben darauf hinterlassen haben, aussöhnen. Solch eine Erfahrung ist auch eine vorzügliche Gelegenheit, sich mit dem unaufhaltsamen Alterungsprozess auszusöhnen, der einen irgendwann auf alle Fälle heimsuchen wird und nur mit Achtsamkeit und Würde gut zu ertragen ist. Fasten ist einerseits die beste mir bekannte Methode, Alterungsprozesse zu verlangsamen, andererseits eine ideale Chance, sie innerlich zu akzeptieren.

Schlaffe und faltige Haut ist nicht von Dauer

Fasten und Alterungsprozesse

Es gibt eine große Anzahl von Methoden zu versuchen, das natürliche Altern aufzuhalten. Sogar mit Operationen wird hängendes Gewebe wie-

*Fasten als
Regenerierung
der Haut*

der hochgezogen, faltige Haut gestrafft; manche lassen sich das »Fell« sogar regelmäßig glatt ziehen. Realistisch betrachtet ist gegen das Alter letztlich kein Kraut gewachsen, und je spektakulärer die Gegenmaßnahmen sind, desto peinlicher endet das Ganze.

Hier bietet Fasten eine bewährte, natürliche Methode, die Gewebealterung zu bremsen und manches sogar zu regenerieren. Der Vorteil des Fastens liegt darin, dass es nichts erzwingen kann und will. Doch das, was im Rahmen der Möglichkeiten des eigenen Organismus liegt, wird ausgeschöpft.

Fasten und Lebensverlängerung

Wie erfolgreich Fasten im Hinblick auf die Lebenszeit wirkt, zeigt sich an Versuchen, das Leben zu verlängern. Bei Untersuchungen von über 100-Jährigen in verschiedenen Ländern kamen keine Wunderrezepte heraus, sondern nur eine sehr einfache Übereinstimmung: Es waren überwiegend arme Menschen, die sich ein Leben lang karg ernährt hatten und Hungerphasen kannten. Außerdem ergab sich, dass auffällig viele arme Imker darunter waren (s. Kasten).

Da Fasten die kärgste aller Lebensformen darstellt, spricht vieles dafür, dass es auch in Bezug auf die Lebensdauer einiges zu bieten hat. Das wird durch Tierversuche bestätigt. Hält man Tiere bei karger, artgerechter Ernährung und lässt sie hin und wieder »fasten«, kann man ihr Alter drastisch erhöhen. Über Fasten ein höheres Alter zu erreichen ergibt auch vor allem deshalb einen Sinn, weil dadurch gleichzeitig die Lebensqualität steigt.

Geheimnisse aus dem Bienenstock

Bei längeren Fastenperioden und wenn schwere Zeiten zu verarbeiten sind, wie oft in der vierwöchigen Psychotherapie, empfehlen wir als zusätzliche Hilfe gern eine Mischung aus Bienenprodukten, die sich sehr bewährt hat. Bei der erwähnten Untersuchung von über 100-jährigen Menschen war die Häufung von armen Imkern aufgefallen, die den »guten«, geschleuderten Honig verkauften und selbst mit den von Pollen und Propolis »verschmutzten« Waben vorlieb nahmen. Hier könnte eines der Geheimnisse ihrer Langlebigkeit liegen. Jedenfalls sind sich die Wissenschaftler heute recht sicher, dass die Wikinger, die als einzige Seefahrer keinen Vitaminmangel und keinen Skorbut kannten, sondern im Gegenteil auch nach langen Reisen noch so vital und fit an Land gingen, dass sie die Einheimischen das Fürchten lehrten, diese Vitalität den mitgeführten Bienenwaben verdankten.

Mit Gelée royale, dem »königlichen Gelee« (es war früher sehr teuer und Königen vorbehalten), versorgen die Arbeitsbienen ihre Königin und ermöglichen es ihr so, deutlich größer zu werden und das Mehrfache ihres eigenen Gewichts täglich an Eiern zu gebären. Mit Propolis schaffen es die Bienen, ihren Stock vor Infektionen zu schützen. Der Pollen schließlich ist eine geheimnisvolle Art von annähernd immaterieller Informationsernährung, enthält er doch als männlicher Samen der Pflanzen die gesamte Information der späteren Pflanze.

Welcher Stoff nun genau für die wundervollen Wirkungen verantwortlich ist oder ob es vielleicht die Mischung aller Komponenten macht, wissen wir nicht. Aber wir haben festgestellt, dass ihre Einnahme auch beim Fasten sehr hilfreich sein kann.

Es gibt verschiedene Präparate mit diesen Stoffen. Wichtig, für den Kunden aber leider schwer zu kontrollieren, ist, dass sie auch wirklich darin enthalten sind und aus guten Quellen stammen. Unsere Überprüfungen und Erfahrungen aus 25 Jahren Fastenseminaren haben nur zwei Präparate, Viabol und Matricell, überstanden, wobei das Preis-Leistungs-Verhältnis für Ersteres spricht. In Viabol sind darüber hinaus Vitamine aus natürlichen Quellen enthalten, die zum Fasten nicht zwingend notwendig sind, aber nicht schaden und bei längerem Fasten sogar nützen können.

Die Trinkampullen (á 20 ml) können auf drei Portionen aufgeteilt werden und, da die Bienenstoffe in Honigmet gelöst sind, auch den Löffel Honig ersetzen. Die geringe Menge Alkohol stellt – außer beim einschlägigen Krankheitsbild – kein Problem dar. Wenn nicht die ganze Ampulle auf einmal genommen wird, nehmen nur sensible Menschen ihn wahr.

16 Seelische und körperliche Symptome

Verschlechterung der Sehfähigkeit

Auch im Auge wird der Druck nachlassen. Was bei einem Glaukom, das wesentlich durch den Anstieg des Augeninnendrucks geprägt ist, angenehm sein wird, kann über den nachlassenden Druck im Glaskörper die Sicht verschlechtern und Angst auslösen. Auch hier stellt sich spätestens mit dem Aufbau nach dem Fasten der gewohnte Druck wieder ein, und die Probleme verschwinden, wie sie gekommen sind. Allerdings liegt auch in diesem Symptom ein Sinn, nämlich die Aufforderung, mehr nach innen zu schauen.

Magenprobleme

Magenschmerzen ernst nehmen!

Magenschmerzen sind beim Fasten sehr ernst zu nehmen und von Anfang an zu behandeln. Der Nüchternschmerz kann mit dem homöopathischen Mittel Anacardium D 12 angegangen werden. Ansonsten hat sich schluckweise getrunkener Kartoffelsaft bewährt; noch besser wirkt, ebenfalls schluckweise getrunken, Coca-Cola, das nebenbei zu einem meist erleichternden Aufstoßen führt. Wenn auch das noch nicht reicht, wäre an etwas Schleimsuppe zu denken. Je nach Geschmack kommen Hafer- oder auch Reisschleim in Frage. Ein paar Löffel tun dem Fastenprozess in der Regel keinen Abbruch.

Schleim-Rezepturen

Haferschleim: 3 Esslöffel Haferflocken in $1/2$ l Wasser langsam kochen und anschließend durchpassieren
Reisschleim: 3 Esslöffel weißen Reis in $1/2$ l Wasser langsam kochen und durchpassieren
Leinsamenschleim: 20 g geschroteten Leinsamen mit $1/2$ l Wasser langsam kochen und nach wenigen Minuten den Schleim abgießen

In allen Fällen lässt sich der Geschmack mit etwas Saft oder dünnem Honig verbessern.

Zu fragen wäre in diesem Zusammenhang allerdings, was man in der Vergangenheit geschluckt und nicht verdaut hat, was einem auf den Magen drückt oder wie ein Mühlstein darin liegt. Zumeist wird man auf »hinuntergeschluckte« Emotionen stoßen; wer möchte, kann in den Büchern *Verdauungsprobleme* oder *Krankheit als Symbol* nachschlagen und daraus seine Schlüsse ziehen.[12]

»Emotion« kommt vom Lateinischen *emovere*, was so viel wie »hinausbewegen« heißt – Emotionen wollen heraus. Nicht ohne Grund empfiehlt die Bibel, dem Herzen Luft und keine Mördergrube daraus zu machen.

Schwierigkeiten mit dem Gewicht

Dieses Thema wird bei vielen die Fastenzeit beherrschen, auch wenn noch so oft betont wird, dass Fasten zum dauerhaften Abnehmen allein ungeeignet ist. Es reicht nun einmal nicht, wenn ein Gefäß zu voll ist, die Zufuhr zu stoppen – es ist auch notwendig, den Abfluss zu steigern. Dafür kommt vor allem die Bewegung im Sauerstoffgleichgewicht in Frage. Aber auch das ist noch keine ausreichende Lösung, da es das »Problem« auf den körperlichen Aspekt beschränkt; Schwierigkeiten mit dem Gewicht haben aber immer einen seelischen Hintergrund.

Welche Seelenmuster liegen den Gewichtsproblemen zugrunde?

Es gilt also, das Seelenmuster zu entdecken, das den »Gewichtsregler« verstellt hat, und es durch ein Programm, das besser zu einem passt, zu ersetzen. So ist es ein großer Unterschied, ob Übergewicht einen Schutzpanzer beispielsweise gegen Angriffe wie Mobbing darstellt oder Ausdruck von mangelnder innerer Erfüllung ist, ob ein sinnliches Bedürfnis essend befriedigt oder die eigene Figur halb bewusst in Babyspeck neutralisiert wird. Die Fastenzeit ist hervorragend geeignet, diese seelischen Beweggründe aufzuspüren und im Rahmen einer kleinen »Psychotherapie«, die man mit sich selbst durchführt, zu durchschauen.

Mein Idealgewicht[13] bietet auf drei CDs und in einem kleinen Taschenbuch die notwendige Anleitung, um das Problem zu durchleuchten und vor allem die Weichen für die Zukunft umzustellen. Ergänzt durch ein passendes Bewegungsprogramm und eine Ernährungsumstellung Richtung Vollwertkost, um überhaupt wieder satt werden zu können, ist eine

Welche Gründe verbergen sich hinter Übergewicht

dauerhafte Lösung erreichbar. Dann aber ist Fasten nur Anlass und Start für die seelische Entwicklung, die das Programm ändert, für ein Bewegungsprogramm, das die eigenen Zellkraftwerke wieder aufbaut und den Stoffwechsel in Gang bringt. Mit der Aufbauzeit wird dieser Prozess keineswegs enden, sondern erst richtig beginnen und seine wichtigsten Bewährungsproben erfahren. Beim Fasten sind die Chancen aber wirklich gut, wie die Erfahrung zeigt.

Ängste

Ängste können nicht nur das ganze Leben, sondern natürlich auch das Fasten sehr behindern. Insofern liegt es nahe, sie bei solch einer Unternehmung von Anfang an mit einzubeziehen und gar nicht erst zu versuchen, sie wegzudrängen und auszuschließen. In der Regel wird das sowieso nicht klappen. Ängste verraten die »Engstellen« im Leben (lat. *angustus* heißt »eng«). Wer diese Engpässe weitet – und dazu ist das Fasten, das insgesamt offener und weiter macht, eine wundervolle Gelegenheit –, wird danach leichter leben.

Ängste engen das Leben ein Mein Programm *Angstfrei leben*[14] (CD mit kleinem Taschenbuch) kann helfen, zu den seelischen Wurzeln der Ängste vorzustoßen und die Enge dadurch zu weiten. Davon profitiert man während des Fastens, aber natürlich auch im ganzen späteren Leben.

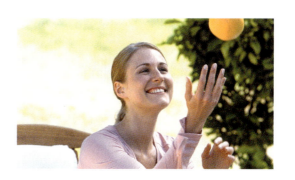

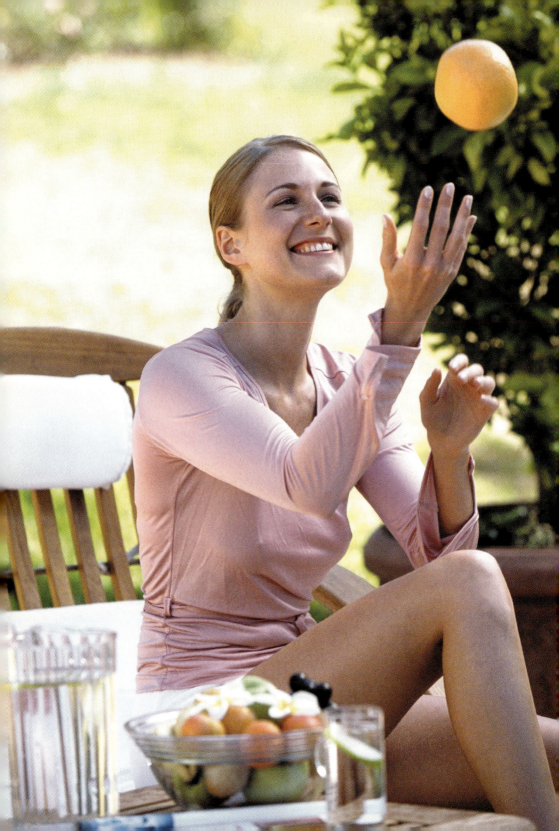

IV Die Fasten-Varianten

17 Welche Fastenarten gibt es?

Heute werden vielfach alle Zeiten des Verzichts als Fastenzeiten be- *Richtiges Fasten*
zeichnet. Natürlich kann man Fernsehfasten und sogar Sexfasten in die- *bedeutet genereller*
sem Sinne benennen, aber mit dem ursprünglichen Fasten haben sie we- *Verzicht von*
nig zu tun. Beim Fleisch-, Alkohol- oder Süßigkeitenfasten kommen wir *Nahrung*
unserem Thema dagegen schon näher.
Wirkliches Fasten ist aber erst bei generellem Verzicht auf alle Nahrung im
eigentlichen Sinn gegeben. Natürlich sind auch hier die Übergänge
fließend, denn eine Gemüsebrühe, die im Wesentlichen nur aus Gemüsesaft besteht, ist durchaus mit dem Fasten vereinbar. Allerdings kann man
sich auch flüssig ernähren, und das hat wiederum nichts mit Fasten zu tun.

Teilfastendiäten

Zwischen normalem Essen und Fasten liegen die so genannten Teilfastendiäten, die, wie etwa die Mayrkur, nur auf bestimmte Nahrungsmittel
setzen. Beim Mayrn – nach dem österreichischen Arzt F. X. Mayr – werden nur kleine Semmelstücke (daher auch als »Semmelkur« bekannt) mit
Tee – früher mit Milch – endlos eingespeichelt. Man lernt dabei, richtig
und gut zu kauen, außerdem ist die Kur äußerst schonend für den Darm.
Da aber einiges an Kalorien zugeführt wird, kommt es nicht zu einer so
weit gehenden Umstellung und Umstimmung wie beim eigentlichen Fasten. Deshalb kombinieren manche Mayr-Ärzte die Methode mit einer
anschließenden Vollfastenzeit. Auf diese Weise bekommt das Fasten einen sehr schonenden und allmählichen Einstieg.
Allerdings ist die Qualität des Weißmehls, aus denen die alten Semmeln *Die Mayr-Kur*
bestehen, als einzige Kalorienquelle problematisch. Anpassungsfähige
Mayr-Ärzte haben deshalb auf vollwertige Alternativen umgestellt. Andererseits ist natürlich gerade das praktisch schon vorverdaute Weißmehl
alter Semmeln eine besonders geringe Herausforderung für den überfor-
derten Darm und von daher sicher die schonendste Variante.

Wer seit langem unter Darmproblemen leidet und nie gelernt hat, in Ruhe zu kauen und sein Essen zu genießen, ist mit dieser Kur – zumindest am Anfang seiner Fastenkarriere – gut beraten. Hinzu kommen hier noch die Darmmassagen, die ihrerseits einiges zur Lösung alter Darmschlacken beitragen können, allerdings wirklich nur bei erfahrenen Mayr-Ärzten zu empfehlen sind. Wenn man nicht dogmatisch an der Mayr-Kur hängen bleibt, ist sie besonders für den Einstieg zu empfehlen, oder wenn es nicht ums Abnehmen geht.

Saftfasten

Säfte immer entsprechend verdünnen!

Mit Säften zu fasten ist eine beliebte Variante, bei der lediglich mehr und im Idealfall frisch gepresste Säfte getrunken werden. Allerdings muss man darauf achten, dass diese nicht zu süß und zu dick sind. Von Bananensaft kann man sich problemlos ernähren, und es geht ja ums Fasten, nicht um Flüssigernährung! Die Säfte sind folglich so zu verdünnen oder mit Wasser und Tee zu ergänzen, dass die notwendige Flüssigkeitsbilanz gesichert ist. Unverdünnte Säfte sind dabei nicht als Getränke zu zählen.

Kartoffel- und Reisdiät

Kartoffeldiät

Zubereitung von Kartoffeln

Hier handelt es sich um Diäten, die aufgrund des Salzverzichts und des Kaliumreichtums etwa der Kartoffel zu einer entlastenden Entwässerung führen. Sowohl einzelne Entlastungstage – zum Beispiel nach allzu üppigen Vortagen – als auch längere Kuren auf Basis dieser Diät können sinnvoll sein. Für einen Einzeltag ist sie besser geeignet als fürs längere Fasten, weil sie wegen der schnellen Umstellung nur zum Hungern und damit zum Leiden führt.

Kartoffeln können dabei in jeder Form und Menge genossen werden, solange weder Fett noch Salz hinzukommen, also als Pellkartoffeln ebenso wie als Kartoffelbrei, allerdings dann mit Wasser statt mit Milch zubereitet. Auch ein paar bunte Einsprengsel anderen Gemüses ruinieren die Diät nicht. Neben der Entwässerung kommt als weiterer Vorteil eine starke Entsäuerung hinzu. Beide Effekte entsprechen durchaus denen beim Vollfasten.

Reisdiät

Ähnlich entlastend für den Organismus sind Reistage. Wie bei den Kartoffeltagen kann der Reis in jeder Form genossen werden, solange Fett und Salz außen vor bleiben.

Entlastende Obsttage

Das Konzept ist dasselbe wie bei den Kartoffel- und Reistagen, der Entwässerungseffekt ähnlich – allerdings nicht die Wirkung in Bezug auf die Gewichtsabnahme. Wenn man jede Menge reifes, süßes Obst zu sich nimmt, geht das rasch in Richtung Ernährung. Die Variationsbreite ist hier aber ungleich größer, und so schmeckt diese Diät den meisten Fastenden ausgesprochen gut. Bananen sollte jedoch vermieden werden. Für die Seele hat sie etwas Entlastendes und Entspannendes zugleich, werden doch schon in der Bibel die Früchte als erste und unschuldigste Nahrung empfohlen.

Abwechslungsmöglichkeiten mit Obst

Gemüsetage

Entsprechend dazu lassen sich auch Gemüsetage durchführen. Dabei könnte man sich nach der thermischen Wirkung der einzelnen Obst- und Gemüsearten richten. Denn natürlich wird man in heißen Sommerzeiten grundsätzlich mehr Lust auf frisches Obst haben und im kalten Winter öfter zu warmem und innerlich wärmendem Gemüse greifen.

Gemüsesuppe zum Abnehmen

Einen wirklichen Renner unter den Diäten stellt jene Gemüsesuppe dar, die ursprünglich zur Entlastung für Herzpatienten entwickelt wurde. Sie ist für Abnahmewillige ein richtiggehender Hit, denn je mehr man davon isst, desto besser klappt das Abnehmen. Das hat damit zu tun, dass die Suppe vornehmlich aus Gemüsearten wie Kohl komponiert ist, die vor allem Ballaststoffe enthalten und sehr schwer aufzuschließen sind. Der Organismus verbraucht sozusagen schon beim Verdauen mehr Energie, als er hinterher aus dem Verdauten verwenden kann.

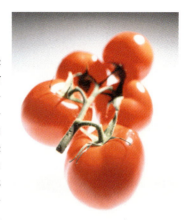

Darmreinigung auf natürlichem Wege

Hinzu kommt, dass die Suppe, entsprechend heiß genossen, auch den Stoffwechsel mächtig anregt, besonders wenn sich »heiß« auch auf die Art der verwendeten Gewürze bezieht. Eine Darmreinigung findet auf diesem Weg in der Regel ganz von selbst statt. Der Ballaststoffreichtum des Gemüses einerseits und die Stoffwechselmobilisierung durch etwaige Schärfe andererseits sorgen dafür.

Da die Suppe – entsprechend gewürzt – auch noch gut schmeckt, stellt sie einen Königsweg für Abnahmewillige dar. Sie kann mit Trennkostelementen kombiniert werden, so dass etwas mehr Abwechslung entsteht. Selbst Koryphäen der Kochkunst wie Eckart Witzigmann haben sich schon erfolgreich daran versucht und wohlschmeckende Varianten zur Fülle von Kohlsuppenrezepten beigetragen.

Kombiniert mit einem Bewegungsprogramm kann mit dieser Variante unter weitestgehender Erhaltung der Leistungsfähigkeit eine äußerst effektive Fettverbrennung erzielt werden, die dazu führt, dass neben dem Abnehmen zusätzlich Fett- in Muskelgewebe umgewandelt wird. In Seminaren wie »Weniger = mehr« haben wir das über Jahre mit großem Erfolg angewandt. Durchschnittlich fitte Menschen sind bei dieser Diät durchaus und mit Freude in der Lage, mehrstündige Bergwanderungen zu unternehmen. In Kombination mit Tepidarium oder sehr milder Biosauna lässt sich der Entschlackungsprozess fast beliebig steigern. Nur wirkliches Fasten ist noch (viel) besser!

Basisrezept der Suppe

Zutaten
6 gr Zwiebeln
1 od. 2 Dosen Tomaten mit Saft
1 gr Krautkopf
2 grüne Paprika

1 Bündel Stangensellerie
1 Suppenwürfel (Kräuter)
Abschmecken bzw. würzen je nach
Geschmack mit Salz, Pfeffer, Petersilie,
Curry, falls gewünscht scharfe Sauce, u.a.

Zubereitung: Alles klein schneiden, mit Wasser bedecken. 10 Minuten aufkochen lassen, dann bei mittlerer Hitze gar werden lassen. Die Suppe kann zu jeder Zeit, soviel man will gegessen werden. Sie hat wenig Kalorien; im Gegenteil: je mehr man davon isst, desto mehr nimmt man ab. Falls man aber die Suppe über einen längeren Zeitraum als einziges Nahrungsmittel zu sich nimmt, führt dies zu einer Fehlernährung.

Variante nach Eckart Witzigmann

Asiatische Kohlsuppe
Rezept für 1 bis 2 Tage

Zutaten

500 g Weißkohl	1,5 l Wasser
300 g Blumenkohl	2 Würfel Gemüsebrühe
170 g Möhren	1 EL gehackter Kümmel
1 Stangensellerie	1 EL gelbes Currypulver
300 g Strauchtomaten	1 EL zerstoßener Koriander
2 rote Paprikaschoten	2 Lorbeerblätter
150 g weiße Zwiebeln	2 kleine getrocknete,
150 g Lauch	gehackte Chilischoten
2 frische Knoblauchzehen	1-2 Stangen Zitronengras
2 cm frischer Ingwer	1 Spritzer Sojasauce
0,2 l pürierte Tomaten	frischer Koriander
2 EL kretisches Olivenöl	frische Petersilie

Anleitung
Gemüse putzen und klein schneiden. Zwiebeln und Lauch in einem großen Topf mit dem Olivenöl anschwitzen. Mit dem Curry würzen und den gehackten Kümmel und Knoblauch dazugeben. Kurz köcheln lassen.
Gemüse und pürierte Tomaten zugeben und mit Wasser aufgießen. Brühwürfel, Koriander, Lorbeerblätter, Chilis, Ingwer und Zitronengras dazugeben und aufkochen.
Zehn Minuten kochen lassen, Temperatur reduzieren und so lange köcheln lassen, bis das Gemüse gar ist. Mit Sojasauce abschmecken und die frischen, gehackten Kräuter dazugeben[21].

Steak-Salat-Kur

Von Teilfastendiäten, die zur Eiweißmast animieren, wie etwa die Steak-Salat-Kur, lässt sich aus medizinischer Sicht nur warnen. Sie fördern die Verschlackung etwa in Gestalt der Gefäßverkalkung.

Kalorienreduzierte Diäten

Diäten sind auf Dauer nicht zu empfehlen

So genannte 800- oder 1000-Kalorien-Diäten kann ich nicht empfehlen, da sie andauernden Hunger mit sich bringen, weil keine grundsätzliche Umstellung stattfindet. Hunger aber ist ein schreckliches, zehrendes Gefühl, während Fasten Freude machen und der Seele Flügel verleihen kann. Meist zielen diese Diäten auf Gewichtsabnahme, was natürlich kurzfristig gelingt. Langfristig aber führen sie eher zum Gegenteil, da sich der ausgehungerte Organismus für die Zeit des Martyriums rächt, indem er mehr verlangt. Hier trifft der zynische Ausspruch einer Journalistin zu, die sagte: »Diäten gehen immer und funktionieren nie!« Damit meinte sie, dass Zeitschriften mit einer neuen Diät sich gut verkaufen, weil die letzte Diät nicht funktioniert hat.

Man kann das Ganze so zusammenfassen: Die Tatsache, dass es unzählige Diäten zum Abnehmen gibt, besagt schlicht und einfach, dass keine davon funktioniert. Denn würde es mit einer auf Dauer klappen, gäbe es all die anderen nicht – sie wären überflüssig.

18 Spezielle Fastenformen

Psychotherapie beim Fasten

Mit dem Lösen seelischer Probleme die körperlichen leichter lindern

Nikotinabhängigkeit, Gewichtsprobleme und Ängste lassen sich am besten mit einer Psychotherapie[15] angehen. Fasten ist dazu die ideale Begleittherapie. Wer unbewusste Inhalte loslassen will, wie es das Ziel jeder sinnvollen Psychotherapie ist, wird das leichter können, wenn sein Organismus parallel dazu lernt, im Körper aufzuräumen. Geht es gar um den Schatten – also jenen dunklen Seelenanteil, den wir anerkennen und integrieren müssen, wenn wir gesund werden wollen –, ist Fasten eine geradezu zwingend notwendige Ergänzung. Die Psychotherapie wird dann allerdings im Mittelpunkt stehen, das Fasten eine wenn auch wichtige Hilfsmaßnahme sein. Wer seine seelischen Probleme löst, kann die körperlichen parallel dazu leichter angehen. Wenige Methoden entwickeln so überzeugende Synergien und ergänzen sich so perfekt wie diese beiden – nur der verbundene Atem wäre hier noch zu erwähnen. Beide zielen auf Körper und Seele und meinen den ganzen Menschen.

Fastenwandern

Diese spezielle Variante beinhaltet einige Vorteile, aber auch ein paar Fall-
stricke. Nur wenn man Letztere kompromisslos vermeidet, kann man von
den Vorteilen profitieren. Wer beim Fasten wandert, braucht naturgemäß
viel mehr Flüssigkeit beziehungsweise Wasser, das in der Regel mitge-
nommen werden muss. Das kann mühsam sein, und so wird mancher
eine zu geringe Menge einpacken, was dazu führt, dass die Kur nicht nur
nichts bringt, sondern sogar schadet. Wer sich fastend unter Wasser-
mangel anstrengt, erweist sich und seinem Organismus einen Bären-
dienst!

Wandern und Fasten

Dazu kommt, dass sich die notwendige Wassermenge beim Wandern
leider nicht genau bestimmen lässt und man eigentlich aus Sicherheits-
gründen zu viel trinken müsste. Hier tritt dasselbe Dilemma wie bei
Langstreckenläufern und Radrennfahrern auf: Sie müssen schon lange,
bevor sie Durst bekommen, zu trinken beginnen, sonst ist es zu spät, um
die Leistungsfähigkeit aufrechtzuerhalten.

Darüber hinaus kann es, wenn man ständig unterwegs ist, schwierig
sein, die notwendige Darmreinigung durchzuführen. Schlechte sanitäre
Bedingungen reduzieren die Qualität der Fastenerfahrung in der Regel
drastisch.

Werden diese beiden Schwierigkeiten aber bewältigt, bietet das Fastenwandern die Chance, durch die hohe Stoffwechselaktivität deutlich mehr
abzunehmen und vor allem den Grundumsatz des Organismus dauerhaft
in Schwung zu bringen. Alle Vorteile, die Bewegung im Sauerstoffgleichgewicht mit sich bringt, werden dann verstärkt wirksam.

Für mich persönlich hat sich allerdings für eine Zeit intensiver Wande-
rungen eine Teilfastendiät auf Gemüsesuppenbasis noch besser bewährt,
weil dabei praktisch nie Fastenkrisen auftreten. Geschieht das beim Wandern, muss gewährleistet sein, dass sich jemand in einer solchen Situation nicht mit der Gruppe mitschleppen muss, um vor dem Abend irgendein geografisches Ziel zu erreichen. Von daher sind Fastenwanderungen,
die jeden Morgen vom selben Ausgangspunkt starten, natürlich sicherer,
weil Betroffene einen Tag aussetzen und zu Hause bleiben könnten. Andererseits ist das sicherlich nicht so interessant, wie wenn man auf einem
Weg kontinuierlich von Station zu Station voranschreitet. Das drückt
symbolisch – den Lebensweg abbildend – ja auch das eigene Weiter-
kommen aus.

Fastenschweigen

Fasten und Schweigen

Die Kombination aus Fasten und Schweigen hat sich bei uns in 25-jähriger Seminarerfahrung als besonders wirksam erwiesen. Beide Methoden ergänzen sich verblüffend gut und führen zu einer beeindruckenden Synergie. Nach einer Woche Schweigen während einer strengen Fastenzeit bei Wasser und Tee sind die Effekte nicht mit normalem Fasten zu vergleichen. Die erreichte Ruhe ist unübertroffen, und wie nebenbei ergeben sich psychotherapeutische Effekte, die mich auch als Arzt immer wieder staunen lassen. Für eine Macher-Gesellschaft wie die unsere ist es erstaunlich, wie viel sich ganz von selbst löst, wenn man einfach nur mal aufhört, zu machen und sich krumm zu legen. So vieles biegt sich dann wieder zurecht und löst sich ohne Kampf und Krampf von ganz allein. Die Instanz des inneren Arztes bekommt offenbar durch das Schweigen zusätzliche Energie.

Rückbesinnung auf das Wesentliche

Kombiniert man dieses Duett aus Fasten und Schweigen mit einer strengen Disziplin wie der Zenmeditation, löst diese dritte Säule noch einmal einen erheblichen Energieschub aus. Auch wenn das Setting eigentümlich antiquiert, ja klösterlich wirken mag, ist sein Erfolg gerade bei modernen Menschen, die in der Brandung des Wirtschaftslebens stehen, erstaunlich. In keinem anderen Seminar finden wir eine derartige Häufung von Selbstständigen, Verantwortungs- und so genannten Leistungsträgern. Wahrscheinlich ist diese Reduktion auf das Wesentliche, Einfache, Schlichte gerade für unsere überladene Zeit eine Möglichkeit, sich noch wirksamer als beim normalen Fasten zu lösen und auf verschiedenen Ebenen einschließlich der des Intellekts zu entschlacken.

Danach ergibt sich eine geistige Frische und Wachheit, die viele schon gar nicht mehr kannten. In keinem Seminar habe ich bisher eine vergleichbare Wiederholerrate erlebt. Sie liegt immer über 50 und oft bei 75 Prozent. Es ist enorm, was schlichter Verzicht bewirken kann, wenn er mit Konsequenz durchgeführt wird.

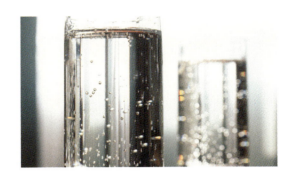

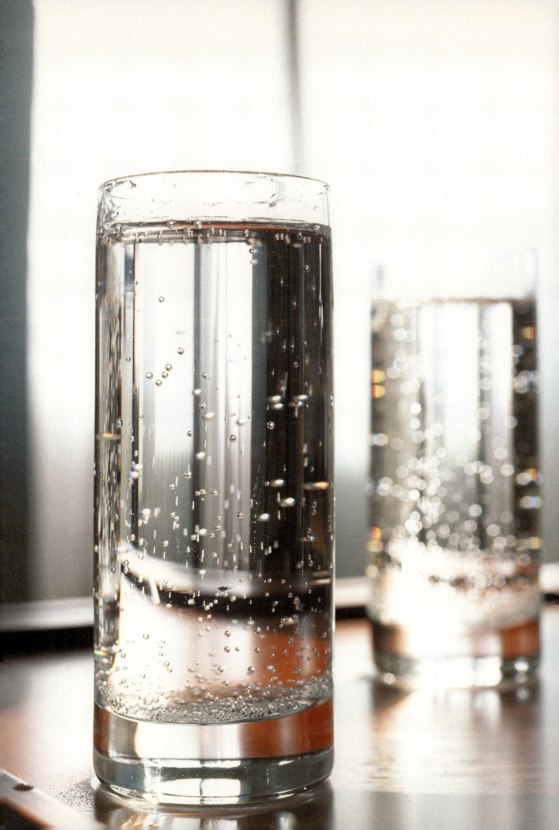

V Das Fasten-Programm

19 Vorbereitung und erster Tag

Jedem Anfang wohne ein Zauber inne, sagte Hermann Hesse, der Volksmund weiß, dass der erste Eindruck der wichtigste ist, und viele Traditionen gehen davon aus, dass im Anfang bereits alles enthalten sei, wie im Samen der ganze Baum. Beim Fasten stellt die Haltung zu Beginn die Weichen für die ganze Kur und entscheidet über alles Weitere. Wenn der Entschluss zu fasten aus dem Inneren kommt, wird es auch gelingen. Wer aber für schwere Zeiten etwas Studentenfutter bunkert, muss damit rechnen, dass sein Organismus ständig auf diese äußeren Notreserven schielt und mehr Hunger als nötig produziert, bevor er die inneren Reserven in Angriff nimmt. Deshalb wäre es für das Fasten sehr hilfreich, eine klare Entscheidung zu treffen und alle Essensreste wegzugeben.

Notreserven des Körpers

Der letzte Apfel

In Bezug auf die Umstellung des Darms hat es sich bewährt, wenn als Letztes etwas Obst gegessen wird, beispielsweise ein Apfel. Eine solche ballaststoffreiche Schlussmahlzeit kann die auch in Zukunft wichtige Ausscheidung anregen. Wenn der letzte Apfel bewusst, ja geradezu in ritueller Haltung genossen wird, lassen sich die Weichen für die Zukunft in idealer Weise stellen. Die Fastenzeit kann, wenn sie so eingeleitet wird, sogar schon beim ersten Mal zu einem bewussten Genuss werden.
Aus diesem Apfel ließe sich auch ein ganzer Obst- beziehungsweise Entlastungstag machen oder sogar einige Tage im Sinne der erwähnten Obstkur. Für den Darm ist diese ballaststoffreiche Ernährung eine Wohltat, und er wird die Gelegenheit nutzen loszuwerden, was ihn schon lange belastet hat. Auf diese Weise ist er noch besser auf die folgende Fastenkur vorbereitet.

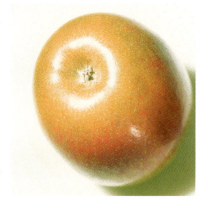

Trinken oder Das Wasser des Lebens

Mindestens zwei Liter pro Tag trinken

Es ist wichtig, von Anfang an genug Flüssigkeit zu sich zu nehmen. Hier kommen vor allem Wasser und Kräutertees in Frage. Das Minimum liegt bei zwei Liter Wasser am Tag, vorausgesetzt, dass nicht durchs Schwitzen viel Flüssigkeit abgeben wird; dann wäre diese zu ersetzen. Beim Fastenwandern ist das ein entscheidender Punkt, der über Erfolg oder Misserfolg beziehungsweise sogar Schädlichkeit der Kur entscheidet.

Wer nicht ausreichend trinkt, sollte lieber nicht fasten. Was wäre ein Hausputz ohne genügend Wasser? Der innere Arzt beziehungsweise der entgiftende Organismus braucht so dringend »Lösungsmittel« wie jede Putzfrau. Es kann nicht oft genug betont werden: Wer zu wenig trinkt und den Organismus dursten lässt, schadet sich und ihm.

Eine ausreichende Flüssigkeitsaufnahme ist besonders im Alter wichtig

Fasten ist eine gute Gelegenheit, das ein für alle Mal in den Griff zu bekommen. Eigentlich sollte man die zwei Liter täglich trinken und damit am besten schon früh im Leben beginnen, denn später fällt es nicht mehr so leicht. Nicht wenige alte Menschen landen nur deshalb in der Psychiatrie oder auf Pflegestationen, weil sie zu wenig trinken. Beim jungen Menschen kann der Organismus das Defizit an Wasser noch mühsam kompensieren, im Alter gelingt es immer weniger. Wenn man verwirrten Alten genug Flüssigkeit einflößt, erlebt man oft, wie sich ihr Geist wieder klärt und sie nach Hause entlassen werden können. Nur trinken sie dort leider wieder nicht ausreichend und landen deshalb bald erneut in der Klinik. Ähnliches gilt für Pflegestationen. Viele Menschen könnten sich dieses mühselige und entwürdigende Ende ersparen, wenn sie rechtzeitig lernten, genug Wasser zu trinken. Aber »was Hänschen nicht lernt,

Wie viel sind zwei Liter?

Zwei Liter Wasser erscheinen vor allem den Menschen, die es besonders nötig hätten, mehr zu trinken, als recht viel. Es ist eine gute Übung, diese Menge jeden Morgen in den für den Einzelnen gewohnten Maßeinheiten (mit Wasser!) vor sich aufzubauen. Für den Weintrinker wären das 16 Achtel, für den Biertrinker vier (bayerische) Halbe, für den Kaffee- und Teetrinker ergeben sich je nach Gefäßgröße zwischen 15 und 20 Tassen beziehungsweise Schalen.

lernt Hans nimmer mehr«, weiß das Sprichwort und hat damit leider Recht. Die Fastenkur kann auch hier eine Lösung bringen, indem im Anschluss daran die notwendige Mindestmenge von zwei Litern beibehalten wird.

Welches Wasser eignet sich?

Zuerst einmal muss die Quantität stimmen, dann folgt aber auch schon gleich die Frage der Qualität. Diesbezüglich ist an erster Stelle die Reinheit beziehungsweise Sauberkeit zu erwähnen. Heute gibt es gute Filtersysteme (wie etwa das von Sanacell), die so ziemlich alle Schadstoffe herausholen.

Mineralwasser

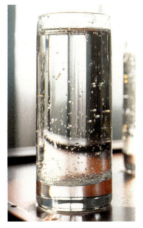

Grundsätzlich brauchen wir kein Mineralwasser, denn die anorganisch im Wasser gebundenen Mineralien können wir sowieso kaum aufnehmen. Die frühen Menschen konnten noch keine Tiefenbrunnen bauen, waren also auf mineralarmes Oberflächenwasser in Gestalt von Regenwasser aus Zisternen und Quellwasser angewiesen. Erst durch die so genannte Sedimentierung, das Sickern des Wassers durch die Gesteinsschichten, entsteht Mineralwasser. Auf der anderen Seite muss man auch nicht unbedingt alle Mineralien etwa mittels Umkehrosmose aus dem Wasser herausholen. Leitungswasser ist in der Regel mineralarm und in vielen Gegenden von akzeptabler Qualität.

Außerdem ist fließendes Wasser natürlich immer von besserer Qualität als stehendes – Mineralwasser steht aber in der Flasche, und das meist länger als Leitungswasser in den Leitungen.

Sauerstoff

Quellwasser hat eine deutlich höhere Sauerstoffsättigung als Leitungswasser, insofern ist eine Sauerstoffanreicherung durchaus in Betracht zu ziehen (etwa Wasser von der Firma Waterhouse). Auf diesem Weg wird die Sauerstoffsättigung von Quellwasser um ein Vielfaches übertroffen, was sich während des Fastens angenehm bemerkbar machen kann.

Energetisierung des Wassers

Spiralförmige Bewegung des Wassers erzeugt Energie

An den Methoden der Wasserspezialisten von Grander bis Plocher zur Anhebung des Energieniveaus des Wassers scheiden sich die Geister. Sensible Menschen spüren tatsächlich deutliche Unterschiede. Schon vor langer Zeit hatte der österreichische »Wasserpapst« Viktor Schauberger, auf den die meisten Methoden zurückgehen, bemerkt, dass Wasser sich natürlicherweise in spiralförmigen Strömungsmustern bewegt und dabei auf unerklärliche Weise Energie aufnimmt.

Auf dieser Basis arbeiten zum Beispiel die einfachen Verwirbler der Firma Life Light. Sehr gut hat sich das System von Sanacell bewährt, auch das Preis-Leistungs-Verhältnis ist in Ordnung. Hier wird das Wasser in einem Arbeitsgang gefiltert und dann mittels verschiedener Methoden energetisiert. Wenn – wie in diesem Fall – auch noch der Geschmack stimmt, kann eine solche Aufbereitung die Trinklust nicht nur während der Fastenzeit steigern und ist deshalb sehr zu empfehlen.

Wassertemperatur

Ayurveda und abgekochtes Wasser

Schließlich muss man auch an die Wassertemperatur denken. Wassertrinken bedeutet für viele fast automatisch, zu möglichst kaltem Wasser zu greifen, was jedoch nicht zwingend notwendig ist. In der ayurvedischen Medizin wird zum Beispiel das Trinken von abgekochtem, heißem Wasser empfohlen. Hier kommen zwei, wenn nicht drei Gedanken beziehungsweise Absichten zusammen. Zum einen war es in Indien wohl immer besser, abgekochtes und damit keimfreies Wasser zu sich zu nehmen. Darüber hinaus ist gekochtes Wasser völlig strukturfrei, weil durch die erhebliche Molekularbewegung beim Kochvorgang alle Muster (auch »Cluster« genannt) zerschlagen werden. Es passiert also gerade das Gegenteil dessen, was bei der Energetisierung geschieht, denn sie soll dem Wasser möglichst heilsame Muster aufprägen, während die ayurvedische Tradition eher das Ziel verfolgt, möglichst ungeprägtes und damit maximal aufnahmefähiges Wasser zu erzeugen. Ein ähnliches Argument spricht, wie erwähnt, gegen die Mineralwässer, die ja bereits mit vielen Teilchen beladen sind und deshalb nicht mehr so viel aufnehmen können. Für die Entschlackung sollte man aber möglichst leeres Wasser verwenden.

Warmes oder gar heißes Wasser führt dem Organismus offenbar mehr Wärme zu als kaltes. Bei der Besprechung der Aufbautage kommen wir auf die thermische Wirkung von Nahrung und Getränken zurück. Testen Sie vorerst einfach einmal, welche Temperatur Ihnen bei Wasser und auch Tees am meisten zusagt. Es gibt eigentlich keinen vernünftigen Grund, Wasser immer kalt und Tee immer heiß zu trinken.

Andere Fastengetränke

Tees

Hier sind an erster Stelle Fasten- oder Kräutertees zu nennen. Diese können – wenn auch nicht in beliebiger Menge – zu der Gesamtmenge an täglich getrunkener Flüssigkeit von zwei Litern beitragen. Kräutertees sind jedoch medizinische Heilmittel und sollten in ihrer Wirkung nicht unterschätzt werden. Unverträglichkeiten, wie sie bei übermäßigem Kamillenteekonsum auftreten können, kann man sich ersparen, wenn man zu jeder Teezeit die Sorte wechselt. Es spricht aber nichts gegen einige Tassen Kamillentee, sofern man ihn mag.

Verschiedene Teesorten

Bei Leber- und Nierentee wird sich das Mengenproblem in umgekehrter Weise stellen, denn sie schmecken den meisten Menschen nicht. Bei meinen Seminaren empfehle ich, sie abwechselnd und nur einmal am Tag zu verwenden, ansonsten aber Tees zu bevorzugen, die einem schmecken. Ähnliches gilt meist für Blutreinigungs- und andere medizinische Tees. Außer bei speziellen, bekannten Problemen wie etwa einer Leberbelastung kann man sich bei diesen geschmacklich eher »schwierigen« Mischungen zurückhalten und wohlschmeckende Kompositionen wählen.

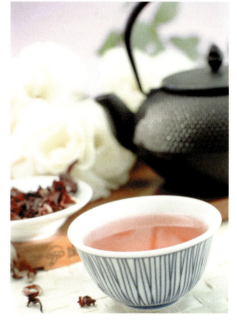

Tees

Die im Folgenden genannten Tees sind zwar fertig abgemischt in Apotheken erhältlich. Trotzdem finden Sie hier einige Anregungen für Mischungen, denn frische Kräuter sind getrockneten stets vorzuziehen. Denken Sie aber daran, dass es sich bei medizinischen Tees um Medikamente handelt, die in viel zu hoher Dosierung giftig sein können, wie etwa Schöllkrauttee (unten signalisiert durch ein »!«).

Leber-Gallen-Tee: Löwenzahn, Bärlapp, Schöllkraut (!), Gänsefingerkraut, Silberdistel, Rhabarberwurzel, Schafgarbe
Nieren-Blasen-Tee: Anis, Berberitze, Wacholder, Brennnessel, Zinnkraut, Spitzwegerich, Labkraut, Goldrute, Gundelrebe, Himbeerblätter, Schafgarbe
Blutreinigungstee: Schafgarbe, Salbei, Hagebutten, Heidekrautblüten, Birkenblätter, Kümmel, Korianderfrüchte, Schlüsselblumenblüten (!), Wacholderbeeren, Bärlauch, Fenchel, Brennnessel
Nerventee (gut am Abend und vor dem Einschlafen): Melisse, Hopfen, Lavendel, Johanniskraut, Baldrian, Ehrenpreis, Salbei, Fenchel, Ringelblume, Rosmarin, Haferkraut, Himmelschlüssel, Maisbart
Lungen-Brust-Tee für die Atemwege (besonders für Raucher): Islandmoos, Lungenkraut, Anis, Fenchel, Mistel, Bärlauch, Beinwurz Silberweide, Huflattich, Spitzwegerich, Thymian, Zwiebel, Ingwer, Königskerze, Isländisches Moos
Hautreinigungstee: Brennnessel, Wacholderbeeren, Stiefmütterchen, Ehrenpreis, Birkenblätter, Holunderblüten, Hagebutten, Lindenblüten, Schafgarbenblüten, Schlehdorn, Anis, Fenchel, Labkraut
Magentee: Frauenmantel, Schafgarbe, Haferkraut, Maisbart, Ingwer
Kreislauftee: Rosmarin, Ingwer, Linden- und Holunderblüten
Darmtee (gegen Blähungen): Kümmel, Fenchel, Anis
Menstruationstee: Frauenmantel, Schafgarbe, Hirtentäschl
Mundgeruch: Rosmarin, Minze, Melisse, Salbei

Bei unseren Fastenseminaren haben sich die tibetischen Tees der Schweizer Firma Padma sehr bewährt, besonders der für kalte Tage.

Schwarzer Tee

Schwarzer Tee ist fast genauso tabu wie Kaffee, obwohl er zur Kreislaufanregung für manche Fastenden verlockend wäre. Des einen Koffein ist des anderen Tein, und beides passt nicht zur Fastenzeit.

Grüner Tee

Grüner Tee wird zwar aus derselben Pflanze gewonnen wie schwarzer, da er aber nicht fermentiert wird, enthält er fast kein Tein und kann deshalb während des Fastens getrunken werden. Allerdings ist bei grünem Tee zu bedenken, dass er stark kühlend wirkt und von daher gerade für Menschen mit schwachem Kreislauf weniger geeignet ist. Ähnliches gilt für die Pfefferminze, während zum Beispiel Fenchel und noch stärker Ingwer sehr wärmend wirken. Wer also leicht friert, ist mit letzteren Teesorten deutlich besser dran.

Säfte

Säfte sind nicht notwendig beim Fasten, stellen aber eine angenehme und beliebte Abwechslung dar und gewährleisten die ausreichende Zufuhr von Mineralien und Spurenelementen. Auch sie können, wie die Tees, medizinische Wirkungen entfalten. So könnte man auftretende Magenprobleme mit schluckweise getrunkenem Kartoffelsaft beheben oder Blasenprobleme mit Preißelbeersaft. Beide schmecken aber so eigen, dass sich hier kein Mengenproblem ergeben wird.

Bevorzugen Sie heimisches Obst

Die ungleich beliebteren Säfte von Äpfeln, Birnen oder Orangen sind durchaus fürs Fasten geeignet, aber man sollte immer nur ein mittelgroßes Glas verwenden und sie am besten frisch gepresst trinken. Jedoch können Fruchtsäfte die Magensäurebildung anregen; am besten bevorzugt man heimisches Obst. Der Unterschied zwischen den besten gekauften und frisch gepressten Säften ist gewaltig, natürlich besonders dann, wenn man Letztere aus guten, biologisch-dynamisch angebauten Früchten gewonnen hat. Bananensaft verbietet sich aufgrund seiner Kalorienmenge.

Gemüsesäfte

Auch Gemüsesäfte, beispielsweise von Karotten oder Sellerie, sind gut geeignet, wobei das wichtige Vitamin A aus Ersteren ohne ein wenig Fett, zum Beispiel in Form einer kleinen Sahnehaube, nicht aufgenommen werden kann. Gekaufte Gemüsesäfte sind sorgfältig zu prüfen, ob sie für die

Fastenkur ruinöses Salz enthalten. Eine Aufschrift auf Tomatensaft wie »Lediglich mit einer Prise Meersalz abgeschmeckt, für Diät geeignet!« sagt ganz deutlich, dass dieser Saft für die Fastenkur völlig ungeeignet ist. Die Hersteller wollen mit diesem Trick beide Klientengruppen erfassen: die Fluggäste, die wohlschmeckenden Tomatensaft bevorzugen, der natürlich Salz enthält, und die Diätapostel, die keines mögen. Da Salz billig ist, wird es reichlich enthalten sein. Das Verantwortungsgefühl unserer Lebensmittelindustrie hinkt in der Regel leider weit hinter ihren Geschäftsinteressen her.

Welche Säfte für welche Probleme?

Bei Magen und Duodenalproblemen: Weißkohlsaft, löffelweise genommen, bis zu $1/2$ l täglich, Kartoffelsaft, Reisschleimsuppe
Bei Nieren-Blasen-Problemen: Meerrettichsaft, Kapuzinerkressensaft, Rettichsaft, Selleriesaft, Spitzwegerichsaft, Preißelbeersaft, schluckweise genommen
Bei chronischer Verstopfung: Apfelsaft, Dörrpflaumen, (salzfreier) Sauerkrautsaft
Weißdornsaft (Crataegus) ökonomiert die **Herzarbeit**, aber Vorsicht (!), hier handelt es sich um ein Medikament!
Bei Darmproblemen: Aloe-Vera-Saft, Heidelbeersaft
Bei Lungenproblemen: Thymiansaft, Spitzwegerichsaft, Fenchelhonig

Suppen
Auch eine Suppe am Tag kann man sich gönnen, vorausgesetzt, es handelt sich dabei nicht um mehr als um einen warmen Gemüsesaft. Bei der ersten Fastenzeit mag auch ein gelöffelter Gemüsesaft sehr beruhigen. In Frage kommen Kartoffel-, Sellerie-, Kräuter- oder Tomatensuppen, die jedoch vollkommen flüssig sein müssen und keine Spuren von Salz enthalten sollen. Dafür kann man mit so ziemlich allen Kräutern würzen.

Rezept für eine Gemüsesuppe

$1/2$ kg Kartoffeln, 1 Knolle Sellerie, 4-5 Karotten, frische Petersilie und Kümmel; würfelig schneiden und ca. 15 min kochen oder im Schnellkochtopf garen (ca. 5 min); durchpassieren und je nach Geschmack mit Gewürzen (wie Muskat, Basilikum, Majoran, Dill) verfeinern.

Sucht und Entzugserscheinungen

Kopfschmerzen oder selten auch leichte Gliederschmerzen können in der Anfangszeit auftreten. Vor allem regelmäßige Kaffeetrinker sollten darauf gefasst sein. Auch am Tag nach Operationen kommen diese Kopfschmerzen vor, die weniger mit dem Narkosemittel als mit dem Koffeinentzug zu tun haben. Hier hilft, besonders viel zu trinken, allerdings Wasser oder Kräutertee, um dem Körper die Entgiftung zu erleichtern. Koffeinentzugs-Kopfschmerzen verschwinden dann in der Regel im Laufe eines halben Tages.

Entzugsbeschwerden

Das spricht keineswegs grundsätzlich gegen Kaffee, der für viele nicht nur zur entscheidenden Hilfe geworden ist, morgens in die Gänge zu kommen, sondern auch Teil des Lebensgefühls. Beim Fasten muss man allerdings lernen, morgens auf eine andere Weise in die Gänge zu kommen. Das Lebensgefühl, das ein italienischer Cappuccino oder Espresso vermittelt, ist während des Fastens sicherlich schwieriger zu ersetzen. Aber man braucht ja auch etwas, worauf man sich danach freuen kann ...

Möglichst die Entgiftung trotz Beschwerden weiterführen

Natürlich würde eine einzige Tasse Kaffee oder Cappuccino den Entzugskopfschmerz sofort beenden, aber besser wäre es, konsequent zu bleiben und die Entgiftung auch in dieser Phase voranzutreiben, selbst wenn es unangenehm ist. Das gilt für jede Form von Entzug. Auch der Heroinsüchtige wird bei seinem ungleich schwierigeren Entzug nur einen Wunsch haben: noch eine Spritze, die sein Elend sofort lindern würde. In seinem Fall wären sich alle einig, dass er unbedingt durchhalten sollte. In deutlich abgemilderter Form gilt das aber auch für Nikotin-, Alkohol- oder sogar Essensentzug.

Generell hat sich gezeigt, dass Entzugserscheinungen beim Fasten ungleich milder ausfallen, selbst wenn es um Heroin geht. In dieser Hinsicht könnte die Psychiatrie sich und vor allem ihren Patienten vieles erleichtern. Aber Fasten ist in der offiziellen Psychiatrie bisher nicht einmal als Diskussionsthema entdeckt worden.

Entzug bringt immer Leid mit sich, weil der Körper sich an das jeweilige Genussgift gewöhnt hat. Fasten ist eine wundervoll wirksame und obendrein einfache Gelegenheit, es sich auch in dieser Hinsicht leichter zu machen und sich vom jeweiligen Suchtmittel zu befreien.

Weitere Schritte aus der Sucht

Allerdings muss man sich klar machen, dass der körperliche Entzug, der in den ersten Tagen auftritt, nur ein erster Schritt sein kann. Noch wichtiger auf dem Weg in die endgültige Freiheit ist das Wiedererlangen der seelischen Unabhängigkeit. Dazu wäre es notwendig, in den eigenen Seelenbilderwelten herauszufinden, wo die tieferen Beweggründe für das Suchtverhalten liegen und durch welches sinnvollere Verhalten sie ersetzt werden können.

Nikotinsucht und der psychologische Hintergrund

Nichts – außer einer Psychotherapie – eignet sich dafür besser als eine Fastenzeit. Bezüglich Gewichtsproblemen und Nikotinabhängigkeit gibt es Programme, die sich bei uns im Heil-Kunde-Zentrum über die Jahrzehnte bewährt haben.[16] Das seelische Muster beispielsweise hinter dem Bedürfnis zu rauchen zu finden ist ausgesprochen wichtig. Wer über Zigaretten »Dampf ablässt«, hat vermutlich ein Aggressionsthema zu bearbeiten, wer sie dagegen gern im Mund hat, leidenschaftlich daran saugt und postwendend zunimmt, wenn er das Rauchen aufgibt, muss sich wohl eher mit dem Bereich Sinnlichkeit auseinander setzen.

Geführte Meditationen auf CD und entsprechende Texte erleichtern es, die seelischen Hintergründe zu erkennen und energetische Alternativen zu finden. Die Fastenkur eignet sich in besonderer Weise für eine solche kleine Psychotherapie in Eigenregie.

In Maßen sinnvoll

Dabei kann unter Umständen herauskommen, dass milde Genussmittel in Maßen – hin und wieder ein Glas guten Weins oder ein Espresso – geringe Entzugserscheinungen wert sind. Denn sowohl Wein als auch Kaffee haben ja, was die Stimmung angeht, durchaus Vorteile. Wer grundsätzlich nie Alkohol trinkt, hat meist ein viel größeres Problem als derjenige, der ab und zu ein Glas Wein oder Bier genießen kann und vor allem die daraus folgende Stimmung. Das Problem des Abstinenzlers ist auf der seelischen Ebene oft nur mit dem des Alkoholikers zu vergleichen.

Entgiftungs- und Umstellungsreaktionen

Geruchsintensive Nebenwirkungen

Auch wenn es beim Fasten wesentlich um Entgiftung und Umstellung geht, sind die entsprechenden Begleiterscheinungen in Körper und Seele weniger angenehm. Der schon erwähnte Mundgeruch wird mit

Recht von niemandem geschätzt. Er ist die Folge davon, dass im Magen-Darm-Trakt und in der Lunge aufgeräumt und Altes, Überlebtes entsorgt wird. Dabei fallen entsprechende Gerüche an. Einfacher gesagt: Mist stinkt eben! Umso wichtiger ist es, ihn loszuwerden. Bei all den unangenehmen Gerüchen, die besonders im Zusammenhang mit Einläufen zu bewältigen sind, kann der Gedanke helfen, dass es ja gerade um einen Abschied von den Geruch produzierenden Dingen geht.

Mundspülungen

Natürlich kann man sich oft die Zähne putzen und den Mund spülen (zum Beispiel mit einer Kamillen- oder Arnikalösung), wichtiger wäre aber, die Darmreinigung mittels Einläufen zu fördern. Das Abkratzen etwaiger Beläge von der Zunge ist nicht schädlich, aber wenig sinnvoll, weil die Zunge nur der Anfang des Verdauungstraktes ist. Die vielen Meter Darmschleimhaut lassen sich nun einmal nicht mit dem Schaber sauber bekommen, sondern mit regelmäßigen Einläufen.

Viel trinken

Starke Gerüche sind eine Aufforderung, noch mehr zu trinken, um dem Organismus ausreichend Lösungsmittel für die Abfälle zur Verfügung zu stellen. Vor allem, wenn Schweiß und Urin anfangen, intensiv zu riechen, ist Trinken das Gebot der Stunde. Generell sollte der Urin während der Fastenzeit fast farblos sein.

Hautunreinheiten

Bei Entgiftungsreaktionen auf der Haut, wie Pickelbildung, gilt Ähnliches. Die Haut ist unser größtes Organ. Sie kleidet unseren ganzen Körper nach innen (Schleimhaut) und außen ein und ist somit auch seine Grenze. Da liegt es nahe, dass der entgiftende Körper über diese Grenze hinweg versucht, seinen Abfall loszuwerden.

Die Haut als Entgiftungsorgan

Trotzdem ist die Haut beim Fasten einer der »ungeschickteren« Entgiftungswege. Es wäre bei unreiner, pickeliger Haut und unangenehm riechendem Schweiß angebracht, die Haut zu entlasten und die anderen Wege der Entgiftung in Darm, Leber und Nieren zu stimulieren. Außerdem kann man den Stoffwechsel der Haut anregen, etwa mit trockenen Bürstungen oder nassem Abfrottieren, mit Schwitzen durch Bewegung im Sauerstoffgleichgewicht und dergleichen mehr.

Trockenbürsten der Haut

Mit einer relativ harten, aber eben noch erträglichen Bürste kann man sich von Kopf bis Fuß abbürsten. Wie bei Güssen nach der Sauna oder der Lymphmassage sollten die Striche immer von außen nach innen, also von der Peripherie zum Herzen geführt werden. Auf diese Weise wird die Haut leicht gerötet, ein Zeichen besserer Durchblutung. Darüber hinaus erreicht man über die verschiedenen Reflexzonen auch die inneren Organe. Noch angenehmer kann es besonders am Rücken sein, wenn man sich von einem einfühlsamen Menschen bürsten lässt.

Mit Fasten Hauterkrankungen heilen

Langfristig ist das Fasten ein wahrer Jungbrunnen für die Haut. Durch viele Fastenkuren kann sich hier Grundsätzliches verändern, beispielsweise können sogar alte, tief sitzende Hautprobleme wie Schuppenflechte oder Neurodermitis ausheilen, wenn die entsprechende seelische Aufgabe mit bearbeitet wird. Viele Fastende haben auch erlebt, dass ein problematischer Körpergeruch verschwindet. Wenn die Inder sagen, dass der gesunde Mensch nach der zuletzt genossenen Frucht rieche, gilt das für die meisten Mitteleuropäer nur noch in Bezug auf Knoblauch. Im Verlauf von häufigen Fastenzeiten aber wird sich die Ausdünstung des Körpers auf eine vergleichsweise angenehme Weise verändern.

Hunger

Trinken

Wenn die bewusste Entscheidung für das Fasten unumstößlich steht, ist Hunger meist kein Problem. Trotzdem kann es bei der ersten Fastenzeit natürlich Hungergefühle geben. Die einfachste und im Sinne des Fastens beste Antwort darauf wäre zu trinken, was den Magen meist schon beruhigt. Zwar ist Wasser keine langfristige Lösung für einen leeren Magen, aber man darf ja schon gleich darauf wieder trinken. In dieser Hinsicht gibt es kein Zuviel, es sei denn, man hat große Nierenprobleme (z. B. Dialysepatienten).

Immer wieder gegen das Hungergefühl anzutrinken ist natürlich eine Art Irreführung des Magens. Er wird sozusagen mit Wasser abgespeist, obwohl er anderes bekommen möchte. Mit der Zeit aber tut das Wasser seine Wirkung, und der Hunger lässt nach, um schließlich ganz zu verschwinden.

Wenn der Hunger tiefer sitzt

In besonders hartnäckigen Fällen von echtem Nüchternschmerz handelt es sich meist um den viel tieferen Hunger nach immaterieller Versorgung, wie etwa dem Hunger nach Liebe, oft sogar richtiggehend um Lebenshunger. Die Betroffenen machen sich die Hintergründe solcher Empfindungen meist gar nicht mehr bewusst, und so spielt sich das Drama im Sinne von »Krankheit als Symbol« auf der Körperbühne ab. Da ihnen aufgrund des Fastens die gewohnte »Lösung«, nämlich das Essen, nicht zur Verfügung steht, wird das Thema mit einem Mal drängend.

Darin liegt eine große Chance. Solche Hungergefühle lassen sich nutzen, um wieder Kontakt zu seinen eigentlichen Sehnsüchten zu bekommen. Statt Hunger nur essend zu bewältigen und dabei unter Umständen immer dicker zu werden, könnte es dem Leben einen tieferen Sinn verleihen, wenn man die Quelle des Hungergefühls erkennt. Für solche Erfahrungen ist eine Fastenzeit besonders geeignet.

Nahrungshunger als Lebenshunger entlarven

Anarcadium orientale D12

Eine weitere, wenn auch weniger tief gehende Möglichkeit, auf Hunger zu reagieren, besteht darin, ein bis drei Kügelchen des homöopathischen Mittels Anarcadium orientale D12 einzunehmen. Das entspricht eigentlich nicht den Grundsätzen der klassischen Homöopathie nach Samuel Hahnemann, aber dieses Vorgehen hat sich als so genannte bewährte Indikation zu Recht einen gewissen Ruf erworben. Wie generell bei der Homöopathie geht es bei der Einnahme des Mittels nur um die Information; es hilft also nicht, mehr von den Kügelchen zu nehmen. Sinnvoll ist es auch nur bei Nüchternschmerz, der sich wie eine sich zusammenkrampfende Faust in der Magengrube anfühlt und eher selten anzutreffen ist.

Samuel Hahnemann

Appetit

Keinerlei Wirkung hat diese Arznei bei Appetit, der immer bestehen bleiben wird, vor allem wenn man seine Gedanken in entsprechende Richtungen lenkt, was nicht zu empfehlen ist. Trotzdem kommt es immer wieder vor, dass bei der ersten Fastenkur in Gedanken dicke Kochbücher geschrieben oder ganze Rezeptsammlungen durchgekocht und die Ergebnisse im Kopf auch manchmal verspeist werden.

Kaugummi – ein guter Ersatz?

Der Versuch, quasi »leer« zu kauen, ist nur auf den ersten Blick eine gute Idee, denn dadurch werden die Verdauungssäfte angeregt. Wenn einem aber das Wasser im Mund zusammenläuft, geschieht das leicht auch in Magen und Darmtrakt, und das fühlt sich dann wieder wie Hunger an. Kaugummi ist zumindest während der ersten drei Tage, die noch der Umstellung dienen, tabu.

Für die Tage danach müsste man überlegen, welche Art von Kaugummis überhaupt in Frage kommen. Die mit Zucker sind naturgemäß wenig geeignet, solche mit einem Süßstoff wie Aspartam, der ins Gerede gekommen ist und gravierender Gesundheitsschäden verdächtigt wird, verbieten sich von selbst.

Salz

Salz sollte man während des Fastens vermeiden

Auch wenn Salz in letzter Zeit mit einem gewissen Recht zu einer Art Modemedizin geworden ist, gehört es keinesfalls zum Fasten. Um den angenehmen Loslasseffekt durch die Entwässerung der Gewebe zu verstärken, ist es wichtig, ganz darauf zu verzichten.

Man kann sich aber beim Fasten für die Zukunft vornehmen, nur noch natürliches Salz zu verwenden, das einen Großteil der Elemente enthält. Das bei uns vor allem benutzte, reine NaCl, das sich hinter Namen wie Kochsalz, Speisesalz oder Kräutersalz verbirgt, ist zu meiden, weil es den Körper wie viele andere raffinierte Produkte über Gebühr belastet.

Letztlich wäre es noch besser, das rosafarbene Steinsalz – bei uns als Viehsalz bekannt – zu verwenden, als das in Lebensmittelgeschäften angebotene raffinierte Produkt. Inzwischen gibt es gutes Steinsalz aus näher gelegenen Gebirgen der Welt, es muss also nicht unbedingt aus dem Himalaja sein. Das Weiße Gold aus den Alpen ist wohl genauso gut.

Honig

Ein Teelöffel Honig pro Tag ist durchaus erlaubt und macht das Fasten zumindest anfangs etwas leichter. Die Betonung liegt aber auf »ein Teelöffel«, und der Honig sollte unbedingt in Tee aufgelöst werden. Natürlich können Spezialisten durch geschickte Schwenkbewegungen bis zu drei Esslöffel Honig für einen Moment auf einem schnell bewegten Teelöffel fixieren. Doch das kann – genauso wie den Teelöffel Honig in den Mund zu schieben – Hungergefühle auslösen und über die dann folgende Insulinreaktion Unterzucker und damit Heißhunger und Krisengefühle heraufbeschwören.

Eine Menge von einem gestrichenen Teelöffel hat sich bewährt und ist angenehm, aber nicht zwingend notwendig, wie man früher annahm. Erst vor kurzem haben Wissenschaftler herausgefunden, dass der Organismus aus Fett auch Glukose gewinnen kann, auf die das Gehirn angewiesen ist. Früher, als dieser Stoffwechselvorgang noch unbekannt war, ging man davon aus, dass für die Gehirnversorgung zwingend Muskeleiweiß abgebaut werden müsse. Da sollte der Teelöffel Honig unterstützend wirken. Grundsätzlich braucht man keine Angst vor Eiweiß- und damit Muskelabbau während des Fastens zu haben. Einige Schulmediziner fürchten zwar sogar für den Herzmuskel, in Wirklichkeit ist aber weder er noch ein anderer Muskel vom Abbau bedroht, solange sie beansprucht werden. Deshalb sind Bewegungsprogramme beim Fasten so wichtig, die die Muskeln fordern und damit auch fördern. Einige Ausdauersportler erzielten während der Fastenperiode sogar Höchstleistungen, die sie danach nicht mehr erreichen konnten. Ich selbst habe während einer vierwöchigen Fastenzeit mit einem entsprechenden Muskeltraining zeigen können, dass tatsächlich sogar spürbarer Muskelaufbau möglich ist.

Honig ist unwichtiger als bisher angenommen wurde

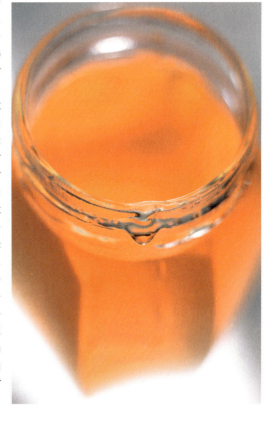

Heute wissen wir, dass der Körper sich beim Fasten auch die Glukose aus eigenen Fettreserven besorgen kann. Aber es ist trotzdem ganz angenehm, die alte Fastengewohnheit des täglichen Honiglöffels beizubehalten. Außerdem erleichtert diese kleine Menge die Ausscheidung von Harnsäure, was in der Fastensituation nur hilfreich sein kann.

(Selbst-)Betrug beim Fasten

Den Selbstbetrug frühzeitig erkennen!

Wichtig ist, sich von Beginn an klar zu machen, dass man immer nur sich selbst betrügt – und das gilt natürlich nicht nur für die Honigmenge. Das Problem dabei: Meist erkennt man das erst im Rückblick, dabei muss man doch vorausblickend leben. Durch die Fastenzeit können wir auch in dieser Hinsicht viel fürs Leben lernen.

Die Darmreinigung

Die Darmreinigung ist notwendig

Der Organismus ist es gewöhnt, einen großen Teil seiner Energie aus dem Darm zu bekommen. Neben dem Sauerstoff der Atemluft liegt hier seine vorrangige Energiequelle. Wenn beim Fasten diese Zufuhr gestoppt wird, versucht er zuerst einmal, auf dem gewohnten Weg doch noch etwas zu holen. Das heißt, er wird darauf setzen, aus den letzten Nahrungsresten noch ein paar Kalorien herauszuquetschen. Das ist einer der Gründe, warum die letzte Mahlzeit aus Obst bestehen sollte. Allerdings gibt es oft – und besonders bei der ersten Fastenkur – auch noch andere, häufig sogar sehr alte Kotreste im Darm, die Anlass für eine Art Selbstvergiftung sein können.

Darmreinigung und Trinken sind gleichermaßen wichtig

Deshalb ist die Darmreinigung genauso unabdingbar wie ausreichendes Trinken. Unterbleiben kann sie nur an den Tagen, wo der Organismus von allein Stuhlgang produziert. Mit der Zahl der Fastenkuren kann es passieren, dass der Körper sich so auf diese Zeit der Reinigung einstellt, dass er in Eigenregie aktiv wird und für täglichen Stuhlgang bis hin zu Durchfällen sorgt. Natürlich ist dann ein zusätzlicher Einlauf überflüssig. Ansonsten aber sollte er mindestens jeden zweiten Tag, anfangs besser täglich erfolgen und bis zum letzten Fastentag – gleichgültig, wie lange die Kur dauert – durchgehalten werden. Es ist erstaunlich, was auch nach zwei Wochen und zehn Einläufen beim elften noch alles herauskommen kann.

Bei Kopfschmerzen empfiehlt es sich – neben dem Trinken von viel Wasser –, zur Ankurbelung der Entgiftung sofort einen Einlauf zu machen. Die dadurch zu erreichende Umstellung ist in der Kinderheilkunde hinreichend bekannt und erweist sich auch bei Erwachsenen als verblüffend wirksam.

Argumente gegen den Einlauf

Aversionen in dieser Hinsicht haben in aller Regel psychische Ursachen, die auf der seelischen Ebene zu meistern wären. Wenn Mütter zum Beispiel kurz vor der Geburt schlechte Erfahrungen mit einem Einlauf gemacht haben, wird das fast automatisch auf die Fastensituation übertragen. Hier reicht es oft schon, sich klar zu machen, dass frau damals so voll war wie noch nie in ihrem Leben und jetzt wahrscheinlich so leer wie selten. Schon aus diesem Grund ist der Einlauf jetzt nicht mit dem damaligen zu vergleichen.

»Von unten« trinken

Schließlich kann der Einlauf – falls das Trinken von ausreichend viel Wasser im Verlauf der Fastenzeit schwerer wird – »von unten« für genügend Flüssigkeit sorgen. Der Körper nimmt sich, was er so dringend braucht, bereitwillig auch auf diesem Weg. Das ist nicht weniger hygienisch als auf dem normalen Weg von oben.

Psychotherapeutischer Nebeneffekt

Schließlich kommt der Darmreinigung eine wichtige Funktion in übertragener Hinsicht zu. Sie sorgt sozusagen für eine Klärung und Reinigung der körperlichen Unterwelt, was in der Analogie wiederum die Revision des Unbewussten unterstützt und damit den psychotherapeutischen Nebeneffekt der Fastenzeit fördert. Die Bedeutung dieses Effektes zeigt sich in der Psychotherapie, wenn man vergeblich versucht, einen verstopften Patienten zu therapieren. Wer schon auf der körperlichen Ebene nicht hergeben kann, wird sich auf der seelischen ebenso schwer tun. Wer dagegen die körperliche mittels Einlauf »in Bewegung bringt«, wird sich auch seelisch leichter öffnen und die alten, überlebten Inhalte freigeben.

Darmreinigung und ihre Auswirkungen auf die Psyche

Die Colon-Hydro-Therapie

Entgegen vielen Vorurteilen ist der Einlauf die einfachste, schonendste und von daher beste Abführmethode. Eine besonders effektive Sonderform ist die Colon-Hydro-Therapie, der so genannte Nasa-Einlauf, weil damit die Astronautendärme vor dem Start ausgeputzt werden. Der Darm wird mit Hilfe dieser technischen Vorrichtung sehr effektiv gespült, und man kann beobachten, wie die Ergebnisse in sauberen Glasrohren das Körperland verlassen. Allein dieser Anblick euphorisiert manche Menschen geradezu. Allerdings ist zu sagen, dass die Colon-Hydro-Therapie genau wie der Einlauf dem Fasten oder entsprechenden Krankheitsbildern vorbehalten bleiben sollte. Verwendet man sie routinemäßig zwischendurch, schädigen sie auf Dauer die Darmflora und machen den Darm träge und abhängig von äußerer Hilfe.

Vorteile des Einlaufs

Der Einlauf ist die ideale Methode

Die Überlegenheit des Einlaufs gegenüber anderen Verfahren hat mit der Anatomie des Darms, seiner Funktion und ihren etwaigen Störungen zu tun. Die Ursache einer Verstopfung ist meist ein Pfropfen am Darmausgang.

Glaubern

Glaubersalz kann bei Kopfschmerzen, ähnlich wie der Einlauf, gute Wirkungen zeitigen und ist in solchen Situationen jedenfalls einen Versuch wert. Es ist in jeder Apotheke erhältlich. 30 Gramm in $1/2$ Liter warmen Wassers gelöst und innerhalb von zehn Minuten getrunken, und der Darm wird ordentlich in Wallungen gebracht. Hier beginnen aber auch die Nachteile der Methode, denn diese Darmbewegungen betreffen und reizen den Verdauungstrakt auf der ganzen Länge. Wenn das Grummeln zu lange anhält, bringt es Erleichterung, mit der Wärmflasche auf dem Bauch einige Zeit im Bett zu liegen. Bedenkt man weiter, dass Glaubersalz, mit warmem Wasser getrunken, früher bei Kindern als Brechmittel verwendet wurde, wird ein weiterer Nachteil deutlich.

Und genau hier setzt der Einlauf an. Andere Abführverfahren wirken in der Regel von oben nach unten. Selbst größte »Sprengwirkung«, wie sie durch chemische und natürliche Abführmittel, aber auch durch Glaubersalz erreicht wird, nützt wenig und schadet eher, wenn sie viele Meter entfernt vom Ort des Problems stattfindet.

Ein mit reinem Wasser durchgeführter Einlauf kann der Darmwand nicht schaden, sondern ergänzt im Gegenteil möglicherweise fehlendes Wasser. Deshalb sollte man ihm kein Glaubersalz beimischen, wie so oft empfohlen wird. Die Empfehlung ist im Prinzip richtig, wenn man nur auf die Darmreinigung abzielt. Denn das Glaubersalz hält das Wasser im Darm und verhindert so das oft als beunruhigend empfundene Verschwinden des Wassers – genau jenen Vorgang, den wir als rückwärtiges Trinken schätzen gelernt haben.

Nur reines Wasser beim Einlauf verwenden

Hier liegt einer der Nachteile so genannter Klistiere, die oft als Alternative angeboten werden. Abgesehen davon gibt es keinen Grund, teure Präparate und Einmalvorrichtungen einzusetzen, wenn es billiger, (umwelt-)schonender und in der Wirkung tiefer und besser geht.

Darmreinigung

Natürliche Abführmittel wie mit Wasser verdünnter Apfel- oder Pflaumensaft erscheinen subjektiv angenehmer, belasten aber den Darm auf seiner ganzen Länge und reizen nicht selten seine Wand. Abführtees tun das in noch größerem Ausmaß. Die Unterscheidung zwischen natürlich und chemisch ist hier sehr relativ. Natürliche Mittel wie Sennesblätter können für die Darmwand leicht zur Qual werden. Sauerkrautsaft kommt wegen seines Salzgehaltes beim Fasten nicht in Frage.

So funktioniert der Einlauf

Man braucht einen in allen Apotheken erhältlichen Irrigator. Dieser besteht aus einem Plastiktopf, einem daraus hervorgehenden Gummischlauch und einem Endstück mit verschließbarem Hahn. Meist hat man die Wahl zwischen zwei End- oder Postücken. Hier ist das größere und damit etwas unsympathischer wirkende zu wählen, das in der Regel die

Form eines sehr dünnen Phallus aufweist. Sein Vorteil: Es lässt sich so weit einführen, dass der Schließmuskel vollständig überbrückt wird und es nicht wieder herausgepresst werden kann, was beim kleineren, konisch verlaufenden Endstück möglich ist. Dieses Endstück sollte sehr fest auf das Teil mit dem Hahn geschraubt werden, damit es sich im Enddarm garantiert nicht selbstständig machen kann.

Nun öffnet man den Hahn probeweise, um zu sehen, ob das Wasser gut ausfließen kann. Währenddessen verschließt man den Hahn wieder, so dass der Schlauch mit Wasser und nicht etwa mit Luft gefüllt ist, die anschließend wieder – auf bekanntem Weg – entweichen müsste. Behandeln Sie das Endstück jetzt mit Baby-Öl oder auch Schmierseife, so dass es keinerlei körperlichen Widerstand auslöst.

Schritt für Schritt vorgehen

Das Prozedere wird leichter, wenn man es sich vorher klar macht und erst einmal die Bewegungen einübt. Anschließend füllt man den Topf mit körperwarmem Wasser. Testen Sie die Temperatur mit dem Ellbogen, wie Mütter es mit dem Badewasser der Babys tun. Dann hängen Sie den Behälter – am besten im Bad – erhöht auf, so dass sich beim Öffnen des Hahnes durch das Gefälle ein gewisser Druck ergibt. Ein Handtuchhaken beispielsweise eignet sich dafür. Wer den Topf nur erhöht aufstellt, muss damit rechnen, dass er bei einer ungeschickten Bewegung herunterfällt. Jetzt begibt man sich am besten auf einem Handtuch in die Knie-Ellbogen-Lage. Legen Sie den Zeigefinger an das Endstück und suchen Sie mit seiner Hilfe Ihren Aus- beziehungsweise in diesem Fall Eingang. Bedenkt man, für welches Volumen der Ausgang bei der normalen Stuhlentleerung ausgelegt ist, kann es kein Problem sein, das relativ dünne Endstück vorsichtig tastend einige Zentimeter einzuführen. Es ist nicht nötig, den Schlauch unter ständigem Gefälle zu halten. Er wird lang genug sein, um ein wenig durchzuhängen, so dass das Wasser am Schluss sogar ein kleines Stück bergauf fließen muss. Entscheidend für den (hydrostatischen) Druck ist nur der Niveauunterschied zwischen dem Ausfluss am Einlauftopf und dem Eingang in den Darm. Wichtig ist noch, sanft in den Bauch zu atmen, so dass dieser entspannt bleibt, und man sich dem nun langsam einlaufenden Wasser wirklich öffnen kann.

Wärmflasche und Ruhe

Wenn zwischen einem halben und einem Liter Wasser hineingeflossen ist, kann der eigentliche Einlauf als gelungen gelten. Solange das Wasser fließt, müssen Sie dem vielleicht schon jetzt entstehenden Stuhldrang widerstehen. Spätestens nach ein paar Minuten wird er stärker, und Sie können ihm nachgeben. Dabei ist es nicht notwendig, dass das Wasser in den Dünndarm zurückfließt, es schadet aber auch nicht. Die eigentliche Entleerung geschieht meist mit der zweiten Portion des zurückkommenden Wassers. Es versteht sich von selbst, dass man noch einige Zeit danach in Toilettennähe ausruhen sollte. Auch hier kann eine Wärmflasche auf dem Unterbauch sehr gut tun, außerdem entsprechende, die Entleerung begleitende Gedanken des Loslassens. Später einmal, wenn man mehr Erfahrung mit Einläufen hat, kann daraus eine meditative Loslassübung werden.

Mögliche Einlaufhürden

Der Einlauf ist im Grunde sehr einfach, insofern täuscht die Vielzahl möglicher kleiner Hindernisse!

Technische Probleme
1. Der Einlauftopf hängt zu niedrig, und es ergibt sich zu wenig Druck. Lösung: Das Ganze höher hängen.
2. Der Schlauch ist nicht durchgängig. Lösung: Ihn so lange »massieren«, bis er Wasser passieren lässt.
3. Die Öffnungen des Endstückes wurden beim Einfetten verklebt. Lösung: System spülen.
4. Der Hahn ist nicht gängig. Lösung: Entweder Gerät in der Apotheke umtauschen oder den Hahn auseinander bauen und mit dem Plastikgleitmittel einfetten, das es für Möbel gibt (zum Beispiel bei Ikea).

Körperliche Probleme
1. Das Endstück wurde nicht tief genug eingeführt, so dass ein potenter Schließmuskel dahinter abklemmen kann. Lösung: Tiefer gehen.
2. Die Bauchdecke ist so angespannt, dass sie dem Wasser keinen Raum gibt. Lösung: Entspannt in den Bauch atmen und lockern oder sanft massieren.
3. Man bekommt kein Ergebnis. Lösung: Freuen Sie sich darüber, dass Sie »von unten« getrunken haben, und wiederholen Sie die Prozedur.

4. Hämorrhoiden verlegen den Ein- beziehungsweise Ausgang. Lösung: Tasten Sie sich vorsichtig mit dem Zeigefinger an den Knoten vorbei. Die alte Therapie dieses Symptoms bestand darin, die Knoten aufzustechen. Es wäre also keine Katastrophe, wenn das passieren würde.
5. Blutungen bei der Prozedur. Lösung: Rotes Blut stellt meist kein großes Problem dar, weil es in der Regel von Hämorrhoiden stammt, die auch einmal innen liegen können. Im Zweifelsfall fragen Sie einen Arzt oder Heilpraktiker.

Seelische Probleme

1. Die Abwehr gegen die Unterwelt, das Dunkle, den Schatten, ist zu stark, um sich in diesem Bereich zu öffnen. Lösung: Verwenden Sie, wenn es gar nicht geht, eine andere Abführart, und söhnen Sie sich mit Ihrem Schatten aus.
2. Der Po- und Enddarmbereich ist mit Vorurteilen in Richtung »Schmutz« so belastet, dass ein entspanntes Umgehen mit dieser Region schwer ist. Lösung: Machen Sie sich das Zusammenspiel zwischen Körper und Seele bewusst, und söhnen Sie sich mit dem seelischen Schattenreich aus.

20 Der zweite Tag

Wenn die Einstellung stimmt und die Umstellung schon stattgefunden hat, beginnt nun bereits der angenehme und heilsame Fastenteil. Seine Wirkung ist durch einfache Maßnahmen wie den Leberwickel noch zu vergrößern.

Leberwickel

Weniger zwingend als die Darmreinigung, aber sehr gesund und angenehm ist der Leberwickel, der täglich oder jeden zweiten Tag – zum Beispiel im Wechsel mit dem Einlauf – gemacht werden kann. Die Durchführung ist einfach, und die möglichen Auswirkungen auf die Gesundheit grenzen an ein Wunder.

Strapaziertes Organ

Die Leber ist ein in diesen immer giftiger werdenden Zeiten hoch belastetes Organ. Wenn man sich subtiler Diagnosemethoden bedient wie etwa der Elektroakupunktur, findet man kaum noch eine unbelastete Leber, die sich durch Normalwerte auszeichnen würde. Die zunehmende Umweltbelastung und das auch im übertragenen Sinne anwachsende Gift in der Gesellschaft spielen zusammen und bringen die Leber des Zivilisationsmenschen ständig mehr in Bedrängnis.

Belastung der Leber durch die Umwelt

Melancholiker und Choleriker

In alten Zeiten wusste man, dass die Lebensstimmung mit der Leber zusammenhängt, wovon Ausdrücke wie »Melancholiker« und »Choleriker« zeugen. *Chola* ist die in der Leber produzierte Gallenflüssigkeit, die zur Fettverdauung dient. Der düster gestimmte Melancholiker hat es mit der schwarzen Galle zu tun, während der Choleriker oder Galliker sich durch seine aufbrausende Art auszeichnet. Wer Gift und Galle spuckt oder wem die Galle überläuft, der leidet an einem Aggressionsproblem, während andere grün werden vor Ärger, womit offenbar die Farbe der Gallenflüssigkeit gemeint ist. Die Lebensstimmung könnte aber auch schon im Wort »Leber« anklingen, das dem »Leben« so verwandt klingt; noch deutlicher ist es im Englischen, wo die Leber *liver* heißt und das Verb »leben« *to live*.

Regeneration

Der Leberwickel fördert die Durchblutung dieser Körperregion und regt somit den Leberstoffwechsel an, was man beim Fasten am besten durch einige Schalen Lebertee unterstützt. Die Leber ist sowieso ein sehr stoffwechselaktives Organ, was sich in ihrer, verglichen mit dem übrigen Körper, etwas höheren Temperatur zeigt. Sie hat in modernen Zeiten mehr als genug zu tun. Zum Glück ist sie ein enorm tolerantes und regenerationsfähiges Organ und kann die Fastenzeit trotz der Menge an Arbeit, die dabei für sie anfällt, auch im Hinblick auf die eigene Regeneration wunderbar nutzen. Regenerationsfähiger als jedes andere Organ, kann sie innerhalb eines Jahr vollständig nachwachsen – fast wie der Schwanz einer Eidechse, nur viel perfekter –, wenn man etwa bei einer Operation eine Hälfte herausgeschnitten hat.

Warum man sich grün *argert*

Ähnlich positiv reagiert die Leber auf Regenerationsphasen wie das Fasten, das sie mit seinen Entgiftungsmaßnahmen nicht etwa überfordert, sondern viel mehr sogar fördert. Es ist immer wieder erstaunlich, wie rasch sich dabei Besserung einstellt und auch in den schulmedizinisch erhobenen Laborwerten sichtbar wird. Allein schon durch das Hinlegen wird die Durchblutung der Leber um bis zu 40 Prozent gesteigert, was die Bedeutung des Leberwickels, aber auch jede Form von Mittagsschlaf unterstreichen mag.

Die Leber als Stimmungsbarometer

Emotionsstau in der Leber

Was die Leber als Stimmungsbarometer angeht, kann der Leberwickel ungelebte Emotionen wie etwa Trauer freisetzen, so dass die Betroffenen sich währenddessen und im Anschluss daran melancholisch fühlen. Auch wenn das auf den ersten Blick unangenehm erscheinen mag, ist es doch viel besser, als solche Stimmungen weiterhin zu verdrängen und in der Leber zu stauen. Alles Ungelebte muss irgendwann sowieso herauskommen, insofern ist die Fastenzeit dafür besonders gut geeignet. Gerade in Bezug auf das Thema Trauern haben wir heute enorme Defizite.

Leberwickel und die Reise nach innen

Grundsätzlich ist die Ruhezeit, während der der Leberwickel einwirkt, auch für die Regeneration im Allgemeinen ideal und eignet sich zum Beispiel bestens, um mittels geführter Meditation in eine Reise nach innen einzutauchen. Ein regelmäßiger Leberwickel kann zum Beispiel – verbunden mit der geführten Meditation »Herz(ens)probleme«[17] – eine verblüffende Entlastung bei Bluthochdruck bringen. Diesbezüglich wäre das Fasten, das den Hochdruck ebenfalls senkt, ein idealer Einstieg in diese Form von einfacher Lebertherapie.

Kreislauf

Anregung des Kreislaufs

Der Organismus wehrt sich bei der ersten Fastenkur

Beim Fasten ist die Anregung der Blutzirkulation immer lohnend, und das gilt bei einigen Menschen besonders für den zweiten Tag. Es ist ganz natürlich, dass der Organismus bei der ersten Fastenkur jetzt noch nicht

So macht man einen Leberwickel

Man nimmt eine Gummiwärmflasche, lässt sie mit heißem, aber nicht kochendem Wasser voll laufen und drückt anschließend mit Daumen und Mittelfinger in der Mitte auf den Bauch der vollen Flasche, so dass einiges Wasser überläuft. Dabei schraubt man den Verschluss auf, so dass sichergestellt ist, dass die Wärmflasche nicht ganz voll ist, aber trotzdem keine Luft enthält, die die Wärme ungünstig leiten würde.

Jetzt nimmt man ein Handtuch, macht ein Drittel davon unter heißem Wasser feucht und legt die Wärmflasche darauf. Die trockenen Anteile des Handtuchs faltet man darüber, so dass sich ein schlappes Paket ergibt, dass auf einer Seite feucht und auf der anderen trocken ist. Dieses wird nun mit der feuchten Seite auf die Leber gelegt, die sich rechts oberhalb des Rippenbogens befindet, also dort, wo die meisten Menschen die Lunge vermuten. Die Leber wächst nur dann unter dem Rippenbogen hervor Richtung Unterleib, wenn man sie zum Beispiel stark mit Alkohol belastet. Jetzt legt man sich mit diesem Paket ins Bett und zieht die Bettdecke über sich. Der Leberwickel kann beliebig lange liegen bleiben; nicht selten schläft man dabei ein.

Keinesfalls darf eine elektrische Heizdecke verwendet werden. Diese hat eigentlich überhaupt nur die Funktion, den Körper zu verweichlichen und dafür zu sorgen, dass er verlernt, in Eigenregie für die notwendige Wärme zu sorgen. Beim Fasten gibt es für sie jedenfalls keinen sinnvollen Einsatz.

so weit ist und einen gewissen Widerstand leistet. Falls er sogar versuchen sollte, mit seinen Mitteln den Abbruch der »Befreiungsaktion Fasten« zu erzwingen, steht der Kreislauf an erster Stelle. Besonders jene Frauen, die generell einen eher niedrigen Blutdruck und ein schwaches Bindegewebe haben, können davon betroffen sein. Die Reaktion mag von Schwindelattacken beim Aufstehen über Schwächegefühle bis zum Erbrechen gehen.

Gibt es Menschen, die nicht fasten sollten?

Wohl wegen oben erwähnter Symptome machen es sich einige Therapeuten leicht und schließen diesen Typ Mensch beziehungsweise meistens Frau von vornherein vom Fasten aus. Das ist schade, denn gerade sie könnten langfristig besonders profitieren. Denn für sie ist das Fasten ein homöopathischer Therapieansatz, der – dem Wesen der Homöopathie entsprechend – oftmals mit einer Erstverschlimmerung beginnt. Ein sowieso schon schwacher Kreislauf wird durch eine fastenbedingte nochmalige Reduktion des Blutdrucks um fünf bis zehn Punkte natürlich ganz anders in Mitleidenschaft gezogen als ein starker, gut trainierter Kreislauf. Von Hochdruckpatienten wird eine solche Senkung sogar als positiv empfunden.

Fasten als religionsübergreifende Methode

Hinzu kommt, dass sich Schulmediziner und Therapeuten vor allem aus dem Bereich der indisch-ayurvedischen und der chinesischen Medizin, die auf diese Weise große Teile vor allem der weiblichen Bevölkerung vom Fasten ausschließen, dadurch gegen so ziemlich alle großen Religionsstifter stellen. Denn sowohl Christus als auch Mohammed und Buddha haben das Fasten allen ihren Anhängern empfohlen.

Betrachtet man im Sinne von »Krankheit als Symbol« auch die Konstitution als Aufgabe und Chance, dann fordert diese besonders weibliche Körpersituation auf, sich mit der eigenen Weiblichkeit auszusöhnen, das natürlich auch bei Männern eine Rolle spielt. Die Situation beim Fasten könnte so zur Chance werden, sich in der entsprechend aufgezwungenen Langsamkeit, Sanftheit und Hingabe zu üben und den Mut und die innere Stärke zu entwickeln, zur eigenen Schwäche zu stehen.

Herz-Kreislauf-Training im Sauerstoffgleichgewicht

Eine Kreislaufanregung ist auch bei normalem Blutdruck während des Fastens angenehm, da er in jedem Fall etwas sinkt. Die einfachste Form wäre natürlich Bewegung im so genannten Sauerstoffgleichgewicht (Genaueres dazu finden Sie in *Die Säulen der Gesundheit*). Kurz gesagt geht es dabei darum, sich kontinuierlich zu bewegen, aber immer so, dass man noch genügend Luft durch die Nase bekommt, gleichgültig ob man läuft, geht, steigt, schwimmt, rudert, Rad oder mit Inline Skatern fährt. All diese Bewegungsformen sind – auf entsprechende Weise ausgeübt – gut geeignet, obendrein den Stoffwechsel und damit die Fettverbrennung anzuregen und das Herz-Kreislauf-System zu trainieren.

Ohrmassage

Der Fastenanfänger mit spürbaren Kreislaufproblemen aber braucht noch mildere Varianten, wie etwa die sanfte Form der Selbstmassage beider Ohren. Auch der kreislaufschwächste Mensch ist in der Lage, sich morgens gleich nach dem Aufwachen und noch im Liegen »bei den eigenen Ohren zu nehmen«. Man beginnt, gleichzeitig beide Ohrläppchen zwischen Daumen und Zeigefingern zu kneten, bis sie sich lebendig und warm anfühlen. Da die Ohrläppchen in der Reflexzonenlehre dem Kopf entsprechen, wird damit die Durchblutung des ganzen Kopfes einschließlich des Gehirns angeregt.

Reflexzonen am Ohr

Der ganze Mensch ist in seinem Ohr noch einmal abgebildet. Wenn man, vom Ohrläppchen ausgehend, den äußeren Ohrrand nach oben massiert, wird die Durchblutung des Rücken- und Wirbelsäulenbereichs angeregt – beginnend mit der Halswirbelsäule und über die Brustwirbelsäule bis zur Lendenwirbelsäule. Die massierenden Zeigefinger stoßen anschließend in den Tälern und Schluchten der Ohrmuschellandschaft im oberen Bereich auf die Reflexzonen der Brustraumorgane und im unteren Ohrbereich auf die von Bauchraum und Unterleib. Nach dieser Anregung, die natürlich jederzeit und beliebig oft während des Tages wiederholt werden darf, könnte noch im Bett die zweite Runde Herz-Kreislauf-Anregung stattfinden.

Dehnen und Räkeln wie eine Katze am Morgen

Wer sich genüsslich und ausgiebig dehnt, wie wir es bei Hunden und Katzen nach jedem Schlaf erleben, kommt viel besser in seinen Körper und kann durch diese Art fauler Räkelgymnastik auch seinen Kreislauf auf einfache Art und Weise in die Gänge bringen. Eine Anleitung, die schon mehr ins Dehnen geht, findet sich auf der CD *Den Tag beginnen*.

Lymphdrainage in Eigenregie

Zu dieser Übung setzt man sich bequem auf, was nach all den Vorübungen auch leicht möglich sein sollte, und umfasst mit einer Hand die andere an den Fingerspitzen und drückt sie. Von hier beginnend, »arbeitet« man nun Stück für Stück den Arm hinauf, immer im Wechsel den Druck der Finger erhöhend und beim Vorrücken wieder lösend. Ein gutes inneres Bild dabei wäre die Vorstellung, das Blut langsam zum Herzen zu

Anregung des Herz-Kreislaufes

schieben. Anschließend kommen der andere Arm dran, die Beine, und schließlich können der Kopf vom Scheitel aus, der untere Rücken und die Körpervorderseite in diesem Sinne »ausgedrückt« werden.

Kneipp'sche Anwendungen zur Herz-Kreislauf-Belebung

Wechselduschen, die unbedingt kalt enden sollten, wären hier an erster Stelle zu nennen, aber auch ansteigende Güsse, Wasser-, Tau- und Schneetreten. Wichtig ist, mit den nassen Füßen zurück in die Socken und Schuhe zu schlüpfen und zu gehen, bis die Füße wieder wohlig warm sind. Oder Sie legen sich nass ins Bett und bleiben dort, bis sich die Wärme einstellt.

Ansteigende Fußbäder

Fußbäder sind auch ohne Fastenperioden zu empfehlen

Ansteigende Fußbäder sind ein nicht nur fürs Fasten geeignetes Herz-Kreislauf- und vor allem Gefäßtraining. Sie sind seit alten Zeiten bekannt und gehören auch zum Repertoire der Volksmedizin. Besonderen Wert bekommen sie, wenn man die Fußreflexzonen mit einbezieht.

Dies gelingt am besten mit dem Schiele-Kreislaufgerät, einer Fußbadewanne, die über einen Holzrost verfügt, so dass die ansteigende Wärme von unten an die Füße herankann. Das Gerät ist relativ günstig zu mieten und nur schwer zu ersetzen. Zwar ist es kein Problem, das Wasser in der eigenen Badewanne von 35 auf 37 Grad zu erwärmen, aber um es von 43 auf 45 Grad zu bringen, wären zu große Wassermengen not-

Möglichkeiten, den Kreislauf anzuregen

- Ohn-macht als eigenes Thema erkennen
- Strecken und Räkeln wie eine Katze oder ein Hund am Morgen
- Ohrmassage
- Eigenmassage im Sinne der Lymphdrainage
- Ansteigende Fußbäder
- Gymnastik zu einer Musik, die einem gefällt
- Kneippen
- Regelmäßige Bewegung im Sauerstoffgleichgewicht

wendig, die etwaige Einsparungen rasch wieder auffräßen. Außerdem ist es von Vorteil, wenn der Wasserspiegel wie beim Kreislaufgerät nicht ansteigt, weil dann die Venen in jedem Fall unbelastet bleiben.

21 Der dritte Tag

In der Regel wird sich der Organismus nun schon umgestellt haben, und der eigentliche Genuss am Fasten kann einsetzen. Aber es mag auch sein, dass sich dieser dritte Tag zum alles entscheidenden Kampftag mausert, wenn nämlich die beharrenden Kräfte im Innern zur letzten Abwehrschlacht rüsten, um den Neuanfang zu boykottieren. Dann kann es sein, dass sich Hungergefühle und Kreislaufprobleme, Kopfschmerzen, Übelkeit und Schwäche verbünden, um den Fastenentschluss im letzten Moment doch noch zu kippen. Die Argumente lauten dann etwa: Wenn du dich jetzt, am dritten Tag, schon so schlecht fühlst, wie wirst du dann erst nach einer Woche beisammen sein? Hör lieber gleich auf!

Die Anfangs-beschwerden überwinden

Gewinnen Sie den Kampf mit dem »inneren Schweinehund«

Jeder Fastende muss sich natürlich dort abholen, wo er gerade ist beziehungsweise wo ihn sein innerer Schweinehund hingeführt und in der Regel sitzen gelassen hat. Insofern besteht jetzt die beste Reaktion darin, sich klar zu machen, wo der bisherige Weg hingeführt hat. Immerhin gab es ja Gründe für die Fastenkur!
Als zweiter Schritt böte sich an, Menschen zu befragen, die auf eigene Fastenerfahrungen zurückblicken können. Natürlich ist jemand mit Erfahrungen besser als jemand ohne. In der Regel werden einigermaßen seriöse Menschen über Dinge, die sie nicht kennen, sowieso kaum reden und diesbezüglich schon gar keine Ratschläge geben. Leider glauben Mediziner aber oft, auf diese Art der Zurückhaltung verzichten zu können. Immer wieder kann man es erleben, dass Schulmediziner, die nicht den geringsten Schimmer von Homöopathie oder Bachblüten haben, trotzdem im Brustton der Überzeugung darüber reden.
Ähnlich ist es leider auch beim Fasten. Ein Arzt, der, ohne eigene Erfahrungen gemacht zu haben, darüber redet, kann aber beim besten Willen kein guter Ratgeber sein. Er sollte die Patienten an Therapeuten verweisen, die solche Erfahrungen gemacht und schon viele Patienten durch

Die Schulmedizin und das Fasten

Fastenzeiten begleitet haben. Ein Hausarzt würde ja auch bei einem Gehirntumor nicht von der Operation abraten, nur weil er davon keine Ahnung hat, sondern an einen erfahrenen Neurochirurgen überweisen.

Das Prinzip Hoffnung

Die sinnvollste Antwort, die sich aus Abertausenden Fastenerfahrungen ergeben hat, auf eine mögliche Krise am dritten Tag lautet: Morgen wird alles ganz anders aussehen und aller Wahrscheinlichkeit nach mehr Hoffnung als vor dem Fasten da sein. Das letzte Aufgebot, das in eine Abwehrschlacht geschickt wird, wirkt immer besonders dramatisch, und das ist auch die Absicht, denn danach hat der innere Schweinehund in Sachen Widerstand nichts mehr zu bieten. Schneller, als man es sich in solchen Phasen vorstellen kann, wird der Körper die Seite wechseln und bei der Entrümpelung, Entschlackung und Entgiftung mitmachen.

Lebenslust aktivieren Franz von Assisi nannte den Körper einmal »Bruder Esel«, weil er so stur sein und so hartnäckig auf eingefahrenen Wegen beharren kann. Aber wie der Esel wird er, wenn er sich einmal umgestellt hat, zu einem treuen Verbündeten, der seine große Kraft und Intelligenz nutzt, um aus dem neuen Trend das Beste zu machen. Auf diese Weise kann der Körper – fastend – wieder zu einem Lustobjekt im positivsten Sinne werden. Als Kinder hatten die meisten Menschen große Freude an ihrem Körper und seinen vielfältigen Fähigkeiten. Wenn das Gewebe wieder so rein wie in der Kindheit wird und die Beweglichkeit so fließend und unbeschwert, kann sich auch die alte Freude wieder einstellen und die dazugehörige Lust am Leben.

Die Bedeutung von Symptomen beim Fasten

Symptome, die nach dem dritten Tag auftreten, sind nicht mehr als Widerstand zu deuten, sondern auf ihren Bedeutungsgehalt im Sinne von »Krankheit als Symbol« zu prüfen. Fasten wird langfristig den Organismus zurück in seine Mitte bringen. Insofern kann sich letztlich alles melden, was dem Erreichen der Mitte entgegensteht. Das ist bei wirklicher *Medi*tation und echter *Medi*zin gleichermaßen der Fall. Im Lateinischen hieß »Heilmittel« *remedium*, was nichts anderes bedeutet als »zurück zur Mitte«. Wenn man die Mitte – wie das früher üblich war – als Symbol der Einheit, also der ultimativen Verwirklichung begreift, ist sie das letzte Ziel des menschlichen Weges. Fasten bringt uns – wie alle Religionen betonen – diesem Ziel näher. Das heißt aber auch, dass alles, was noch nicht in Ordnung ist, auf diesem Weg zur Aufgabe werden und sich melden kann.

Insofern sollte man alle sich jetzt meldenden Anzeichen von Krankheit ernst nehmen und ihre Botschaft herausfinden. Alles, was in dieser Hinsicht bisher im Leben schief gelaufen ist und Spuren im Gewebe hinterlassen hat, kann in deutlich abgeschwächter Form nochmals auftreten. Die Bearbeitung wird sinnvollerweise auf zwei Ebenen erfolgen. Die Deutung lässt sich am einfachsten in *Die Krankheit als Symbol* nachschlagen. Im ersten Teil finden sich dort die Bedeutungen der Organe und Regionen, im zweiten die der spezifischen Krankheitssymptome. Bei einer Sinusitis, einer Nasennebenhöhlenentzündung, wird man also im ersten Teil unter »Nase« nachschlagen, dann unter »Nasennebenhöhlen«, anschließend im zweiten Teil unter »Entzündung« und dann erst unter »Sinusitis«. So ergibt sich ein umfassendes Bild der Problematik und über das betroffene Organ auch der Ebene, auf der sie sich abspielt.

Nach dieser intellektuellen Erkenntnis ist es notwendig, auf die innere Seelenbilderebene zu gehen, um dort auf meditative Weise herauszufinden, was das Symptom der Seele sagen will und welche Aufgabe es für sie beinhaltet. Hierzu eignen sich die geführten Meditationen sehr gut, auf die noch einzugehen sein wird.

Krankheit und ihre Bedeutung

Fastenkrisen

Fastenkrisen und ihre Bedeutung

Naturgemäß besteht ein enger Zusammenhang zwischen Symptomen und Fastenkrisen. Aus der Einschätzung der Symptome und ihrer Bedeutung als Chance auf dem Weg zur Gesundheit ergibt sich, dass Fastenkrisen in der Regel ebenfalls mehr Chancen als Gefahren bringen. Wenn sie nicht im Sinne des Widerstandes der ersten Tage auftreten, sind sie als Möglichkeit zu eigenem Wachstum ernst zu nehmen.

Wer allerdings in einer Situation steckt, in der der Organismus gerade alle Energie für die Sanierung einer alten Baustelle verwendet, kann dem meist nicht viel Positives abgewinnen. Der dann empfundene Energiemangel und die sich daraus ergebende Schwäche werden im Allgemeinen negativ bewertet. Am Ende der Fastenzeit ist aber zu spüren, wie heilsam

Fastenkrisen bewältigen

und entwicklungsfördernd gerade diese Erfahrung war. Da solche Revisionsarbeiten des Organismus praktisch immer sehr viel milder ausfallen, als es die ursprünglichen Probleme waren, die zu der ungeklärten Baustelle führten, sind solche Krisen auch gut zu überstehen – besonders wenn man sie richtig, nämlich als Gesundungs- und Reifungschancen erkennt und einordnet.

Die eigene Bestimmung offenbart sich in der Fastenkrise

Nicht selten führt die eigene Konstitution beim Fasten in eine Krise. Wenn die Anlage der Fastenden sehr weiblich ist, die Betroffene diese Seite aber zum Beispiel im Zuge ihrer Karriereambitionen eher verdrängt, kann das beim Fasten zum Problem werden. Ein niedriger Blutdruck, der über entsprechendes Zusammenreißen und einschlägige Fitnessprogramme kompensiert wird, kann sich beim Fasten wieder melden. Wer vom Schicksal weiblich gemeint ist, aber täglich seinen Mann steht, wird die verdrängte Seite nun deutlich in jenen archetypisch weiblichen Eigenschaften spüren, die in der Hochleistungsgesellschaft einen notorisch schlechten Ruf haben. Dabei ist Schwäche nur eine Seite der Medaille; Hingabefähigkeit wäre die andere, ungleich besser beleumundete.

22 Die Krise des siebten Tages

So wie man in der Ehe das verflixte siebte Jahr kennt und im Urlaub den siebten Tag fürchtet, kann er es auch beim Fasten in sich haben, wie später der 14. und 21. Tag. Für mit dem Phänomen der Zeitqualität Vertraute ergibt sich eine Erklärung aus dem Mondumlauf, der nach jeweils sieben Tagen im Quadrat zu seinem Ausgangspunkt steht. Man ist dann sozusagen über Kreuz mit dem Ausgangspunkt der Kur. Wie auch immer, die Fastenkrise des siebten Tages können auch Menschen erleben, die solchen »okkulten« Erklärungen keinerlei Bedeutung beimessen.

Durchhalten lautet die Devise! Wenn man sich schon so richtig gut und auf dem besten Weg fühlt, wird möglicherweise am siebten Tag der neue Weg noch einmal auf die Probe gestellt. Alle möglichen und schon längst überwunden geglaubten Probleme können dann wieder über einen hereinbrechen. Ein Gefühl, als wäre eine Grippe im Anflug, man fühlt sich müde und zerschlagen, aber auch niedergeschlagen und mutlos. Obendrein bleibt jetzt das Gewicht oft stehen. Wichtig ist, das Fasten in solchen Momenten keinesfalls abzubrechen, sondern diesen Tag durchzuhalten, einen Einlauf zu machen und viel zu trinken. Schon der nächste Tag bringt meist die Entschädigung, und wie Phönix, der aus der Asche aufsteigt, lässt man das Elend zurück und wird sich wie neugeboren fühlen. Das Gewicht macht geradezu einen Sprung nach unten, und man fühlt sich rundherum leichter als vor der Krise.

Krisen- und Kummerkasten

- Alle Arten von Ausscheidungen fördern: a) noch mehr trinken, b) glaubern, c) Einlauf machen
- Sich viel Ruhe und Möglichkeiten der Einkehr schaffen
- Sich zu nichts zwingen, keine Entscheidungen treffen
- Für Wärme und Zuwendung sorgen
- Eine Meditation zum Krisenthema machen wie etwa »Lebenskrisen als Entwicklungschancen«[18]
- Sich Zeit nehmen, über den eigenen Schatten nachzudenken oder zu meditieren
- Sich – je nach Typ – *ausnahmsweise* ein Glas Buttermilch, Schwarztee oder alkoholfreies Bier genehmigen oder einen zweiten Löffel Honig in einem besser schmeckenden Kräutertee
- **Achtung:** Das Fasten nie in einer Krise abbrechen!

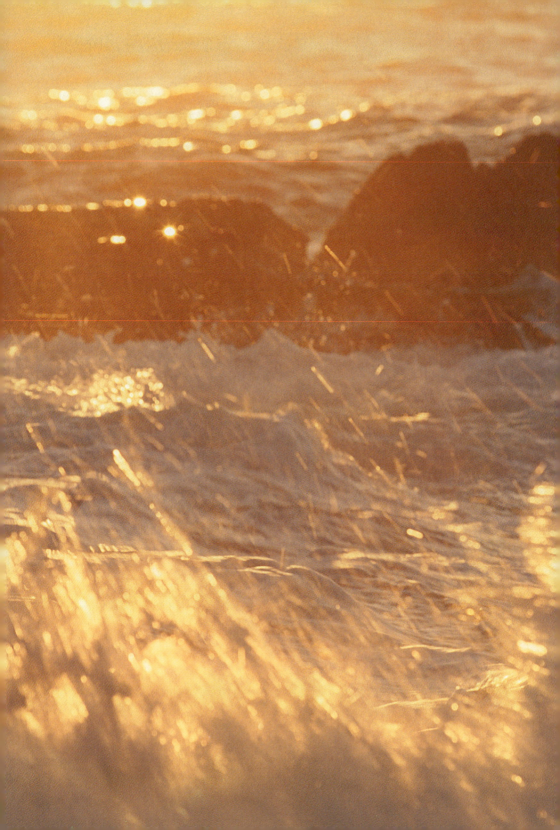

VI Nach dem Fasten –
Das neue Leben beginnt

Die meisten Fastenden glauben am Anfang, mit der Zeit des Nichtessens das Wichtigste hinter sich zu haben. Dem ist aber nicht so. So wie der letzte Apfel der Einstieg zum Fasten war, ist der erste Apfel der Startschuss für die ganze kommende Zeit und also noch wichtiger.

Hier handelt es sich um ein Missverständnis, das immer wieder anzutreffen ist. Wir glauben nur zu gern, uns mit kurzen Perioden des bewussten Lebens aus der Verantwortung für das ganze übrige Leben freikaufen zu können. Oft höre ich solche fast witzigen Äußerungen: »Ach, Doktor, dieses Jahr verspreche ich, mich zusammenzureißen und nicht wieder drei Kilogramm zwischen Weihnachten und Neujahr zuzunehmen.« Ich beruhige den Patienten dann immer mit Sätzen wie: »Wissen Sie, es ist mir fast egal, was Sie zwischen Weihnachten und Neujahr essen ... Aber wenn Sie zwischen Neujahr und Weihnachten bewusster essen würden, wäre ich froh!«

Die Essenszeit ist viel länger und damit auch viel wichtiger als die Fastenzeit. Und leider ist bewusstes Essen für die meisten viel schwieriger als bewusstes Fasten. Ich selbst habe viele Fastenzeiten gebraucht, bis mir die Bedeutung eines bewussten Aufbaus so richtig klar wurde. Da der Körper Zeit braucht, sich auf das nun ungewohnte Essen umzustellen, ist viel Achtsamkeit vonnöten.

Bewusstes Essen ist meistens schwieriger durchzuhalten als bewusstes Fasten

Die Aufbauzeit stellt den Abschluss des Fastens dar, und es ist immer eine Kunst, etwas wirklich ganz zu beenden und dabei auch zu vollenden. Insofern beginnt mit dem Aufbau die entscheidende Zeit einer Fastenkur. Bei einem Hausgroßputz reicht es ja auch nicht, lediglich das Haus auszuräumen und die Reinigung kompetent durchzuführen; es ist mindestens genauso wichtig, danach alles wieder an den richtigen Platz zu bringen. Dabei kann es durchaus Probleme geben, wenn zum Beispiel der Reinigungsprozess noch nicht ganz abgeschlossen ist, weil sich zu viel angestaut hatte und man noch Aufgaben für spätere Putzaktionen offen lassen musste.

Genau das wird bei den ersten Fastenzeiten passieren. Man spricht dann von einem so genannten Rückstoßeffekt, der darin besteht, dass

Die Leichtigkeit des Fastens erhalten

schon gelöste Schlacken ins Gewebe zurückstreben. Das geschieht, sobald von außen wieder Essen zugeführt wird. Dann mag sich der Fastende plötzlich wieder schwer und um die Früchte seiner Kur gebracht fühlen. Dieser Zustand kann der Fastenkrise des siebten Tages ähneln und ist genau wie diese am besten einfach durch Zeit und das entsprechende Wissen um diese Möglichkeit zu überstehen. Eine Hilfe kann die Beschäftigung mit der erst einmal wieder verlorenen Leichtigkeit sein. Denn es gibt auch noch andere Methoden neben dem Fasten, Leichtigkeit in sein Leben einzuladen. In dem Buch *Die Leichtigkeit des Schwebens*[19] habe ich Übungen und Meditationen versammelt, die sich in den letzten beiden Jahrzehnten bei unseren Seminaren und Therapien bewährt haben.

23 Der erste Aufbautag

Das Fastenbrechen ist zugleich der Beginn der Aufbauzeit, die die halbe Fastenzeit umfassen sollte. Wer also acht Tage gefastet hat, sollte vier Tage aufbauen.

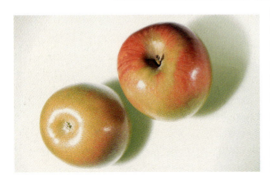

Das eigentliche Fastenbrechen geschieht am besten mit einem Apfel oder einer Birne. Nun braucht man in der Regel nicht zu betonen, dass diese Frucht sehr bewusst genossen und gut gekaut werden sollte. Wer das mit entsprechender Hingabe tut, wird schon gut gesättigt sein, bevor der Apfel ganz gegessen ist. Der Tag des Fastenbrechens ist sozusagen der erste Aufbautag.

Nutzen Sie den Sättigungsreflex als Chance

Respektieren Sie Ihr Sättigungsgefühl!

Hier liegt eine gute Chance für diejenigen, die mit Gewichtsproblemen kämpfen. Während des Fastens hat sich der Magen auf seine ursprüngliche Größe gesundgeschrumpft. Statt der Form einer aufgeblähten Schweinsblase hat er jetzt die Gestalt eines Sichelmondes angenommen und ist somit kaum weiter als der anschließende Zwölffingerdarm. Das heißt, dass er rasch voll sein und das auch mit dem typischen Sättigungsgefühl ausdrücken wird. Wer dieses Sättigungsgefühl in Zukunft respektiert und einfach nicht weiterisst, wenn er es wahrnimmt, kann sich von seinen Gewichtsproblemen verabschieden. Allerdings wird er dann bei einem normalen Menü schon nach Vorspeise und Suppe und etwa einem Viertel des Hauptgerichts fertig sein.

In der Regel haben wir aber gelernt aufzuessen, und das Ergebnis ist dann zumeist ein Völlegefühl. So entsteht der Schweinsblasenmagen, der in den Anatomieatlanten inzwischen schon zum Normalzustand avanciert ist. Das ist wie beim Gewicht: Die Schulmedizin kennt ein Ideal- und ein Normalgewicht, was besagt, dass bei uns das Normale längst nicht ideal und das Ideale nicht normal ist.

Der beste Zeitpunkt für das Fastenbrechen

Am besten nimmt man – nach unseren Erfahrungen – eine etwas dickflüssigere Fastensuppe am Abend und den Apfel oder die Birne am nächsten Morgen, so dass der Organismus für die Verdauung genug Zeit bekommt.

Für empfindliche Mägen könnte der Apfel auch gedünstet werden.

Breakfast als Fastenbrechen

Eigentlich sollte es immer so sein, wie der englische Ausdruck *breakfast* für »Frühstück« besagt. Wer seinem Organismus vom Abend bis zum Morgen mindestens zwölf Stunden Ruhezeit einräumt, in denen er keinerlei Nahrung zu sich nimmt, tut ihm etwas sehr Sinnvolles und hat eine tägliche kleine Fastenzeit, die mehr als gut bekommt.

Am Morgen

Der ideale Fastenrhythmus

Wer diese tägliche Fastenzeit einhält und sich obendrein zweimal im Jahr, am besten im Frühjahr und im Herbst, eine oder später vielleicht sogar zwei Wochen gönnt, sorgt in vorbildlicher Weise für sich. Dabei liegt es nahe, anfangs verschiedene Fastenansätze auszuprobieren und vom reinen Fasten, wie es hier hauptsächlich besprochen wurde, vielleicht auch einmal zu der Teilfastendiät auf Gemüsesuppenbasis zu wechseln. Mit den Jahren der Erfahrung wird man das Fasten nicht mehr missen wollen, weil es rückblickend keine Zeit kostet, sondern im Gegenteil viel Zeit spart, die Qualität des Lebensgefühls hebt und – wie wir gesehen haben – sogar die Quantität beeinflusst, da es die Lebensspanne verlängern kann.

Kauen als Ritual

Nach dem Fasten stellt sich für die meisten die brennende Frage: Was darf ich wann wieder essen? Viel wichtiger wäre das Wie. Wenn das gelingt, regelt sich das Was von selbst. Wer über die Aufbautage alles so lange kaut, bis es flüssig ist, darf – aber nur unter dieser Bedingung – sofort wieder alle Obst- und Gemüsesorten essen. Natürlich sollte er nicht fünf Bananen hintereinander verdrücken, aber das wird er auch nicht tun, wenn er sie flüssig kauen muss, denn das würde ziemlich lange dauern und geradezu anstrengend werden.

Richtiges Kauen sollte nicht unterschätzt werden

Wer das Kauen zu einem Ritual macht, hat eine zweite Chance, die vor dem Überessen schützt. Große Mengen würden mit dieser Methode einfach zu viel Zeit kosten, und so lernt und erfährt man es im wahrsten Sinne des Wortes am eigenen Leib, dass weniger mehr ist und wir viel weniger Nahrung bräuchten, als wir gemeinhin annehmen. Bei dem wenigen könnten wir dann wiederum auf hohe Qualität achten.

Aroma und Geschmack

Im Übrigen macht Kauen auch durchaus Sinn für diejenigen, die ihr Essen genießen wollen. Das Aroma und den Geschmack der Speisen können wir nur wahrnehmen, solange sie vor uns stehen, beziehungsweise beim Kauen, wenn das Essen im Mund ist. Das Aroma kommt über die Nase zu uns, Geschmacksknospen haben wir am Gaumen und an der Zunge, nicht aber im Schlund. Beim Herunterschlingen hat man also gar keine Geschmackswahrnehmung. Wer wirklich genießen will, der sollte kauend dafür sorgen, dass die Lebensmittel in reichlichen Kontakt zu seinen Geschmacksorganen kommen. Eine Mahlzeit verlangt – wie das Wort schon deutlich macht – gutes Mahlen und Zeit.

Da die Verdauung mit dem Kauen beginnt, kann man hier nicht achtsam und sorgfältig genug zu Werke gehen. Tatsächlich lassen sich viele Verdauungsprobleme allein durch hingebungsvolles Kauen lösen. Leider klingt dieser Ratschlag so einfach und ist obendrein offenbar zu billig, als dass viele Menschen ihn beherzigen und auf diese Art gesunden wollen.

Wer es aber tut, muss nie mehr harte Brocken schlucken, was in jeder Hinsicht angenehm ist.

Trinken und Salz

Wichtig bleibt, während der ganzen Aufbauzeit weiterhin das Minimum von zwei Liter pro Tag zu trinken und auf Salz weitestgehend zu verzichten. Wer beim Salz Fehler macht, riskiert nämlich, innerhalb eines Tages bis zu 1,5 Kilogramm zuzunehmen, einfach weil sich die Zellen gleichsam ruckartig wieder mit Wasser voll saugen, das über das Salz nun wieder verstärkt gebunden wird. Das dazugehörige Körpergefühl ist derart schlecht (weil man sich mit einem Schlag wieder prall und übervoll fühlt), dass an diesem Punkt das ganze Fastenprogramm scheitern kann, nach dem Motto, wenn ich in den paar Stunden schon wieder so viel zugenommen habe und mich so mies fühle, dann war sowieso alles umsonst! Wer außerdem ein psychologisches Hungerproblem hat und haltlos zu futtern beginnt, kann sich den Fastenerfolg in kurzer Zeit weitgehend ruinieren.

Stuhlgang im Zivilisationsdarm

Auch auf die Stuhlentleerung ist während des ganzen Aufbaus zu achten. Es kann gut sein, dass der Organismus die Zeichen der neuen Zeit erkannt hat und von sich aus den Darm gleich wieder anspringen lässt. Möglich wäre aber auch, dass ein Darm, der – wie ein typischer Zivilisationsdarm – vorher unten nur dann etwas freigegeben hat, wenn oben etwas nachgeschoben wurde, wartet, bis er wieder so voll ist wie gewohnt, und deshalb tagelang keinen Stuhl produziert. Das wäre keine Katastrophe, aber schade, weil es wieder zu jenem Missstand führt, wo der Darm wie eine voll gestopfte Wurst zu einer Belastung wird und das Leben erschwert.

Hier gibt es einen einfachen Trick. Man macht einen – diesmal allerdings sehr kurzen – Einlauf mit kühlem Wasser. Dieser Reiz reicht in der Regel, um die Darmbewegungen auszulösen und den normalen Verdauungsvorgang in Gang zu bringen. Natürlicherweise verdaut der Darm nämlich unabhängig von seinem Füllungszustand einfach das, was oben hereinkommt.

Der typische Zivilisationsdarm

24 Der zweite Aufbautag

Was darf ab wann gegessen werden?

Warten auf den richtigen Hunger

Hier ist zuerst einmal das Wann zu bedenken. Man sollte generell nur essen, wenn man wirklich Hunger hat – aus keinem anderen Grund. Wenn man doch einmal zu viel gegessen hat und weit über den Sättigungsreflex hinausgegangen ist, gibt es eine zweite Chance, nämlich so lange zu warten, bis sich wieder echter Hunger einstellt. Wer bei einem Abendgelage über sein Maß hinausgegangen ist, wird am Morgen keinen Hunger haben. Also entfällt jeder Grund zum Frühstück.

Wenn er am Nachmittag wieder Hunger verspürt, kann er sich mit einem sanften und bewussten Fastenbrechen im Reich des Essensgenusses zurückmelden und hat gute Chancen, dass sein Magen den Ausreißer nicht weiter ernst nimmt und sein Sättigungsfrühwarnsystem aufrechterhält.

Obst, Gemüse, Salat

Doch nun zu den konkreten Hinweisen. Neben Obst und Gemüse darf natürlich auch Salat gleich von Anfang an genommen werden, auch mit allen möglichen Gewürzen außer Salz. Die Marinade könnte am zweiten Aufbautag auf Joghurtbasis zubereitet werden. Selbst ein wenig gutes Öl ist bereits vertretbar. In Bezug auf Fett und Eiweiß ist zu beachten, dass hier nicht pauschal vorgegangen werden kann. Gebratenes Fett beispielsweise ist während der ganzen Aufbauzeit zu meiden.

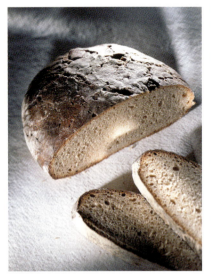

Kohlenhydrate, Brot

Kohlenhydrate beziehungsweise Getreideprodukte können auch bereits am zweiten Tag in Maßen genommen werden, sofern sie salzfrei sind. Es gibt völlig salzloses Brot, das jüdische Mazen, das von Anfang an möglich ist, allerdings ist sein Geschmack nicht jedermanns Sache. Salzarmes Knäckebrot ginge ab dem zweiten Tag und wird als wohlschmeckender empfunden.

Eiweiß

Bei Eiweiß empfiehlt es sich, vorsichtig zu sein und zwischen den einzelnen Arten zu unterscheiden. Pflanzliches Eiweiß etwa in Gestalt von Soja oder Hülsenfrüchten ist schon ab dem zweiten Aufbautag möglich. Tierisches Eiweiß darf zuerst und auch schon am zweiten Tag in Form der Milchprodukte Joghurt und Quark (Topfen, Weißkäse) genommen werden, nicht aber direkt als Milch, die für die meisten Erwachsenen ohnehin problematisch ist, weil sie nicht mehr über die zur Milchverdauung notwendigen Enzyme verfügen. Sie ist während des Aufbaus zu meiden.
Eiweiß in Form von Fisch und Fleisch gehört gar nicht in die Aufbauzeit, was man schon daran erkennen kann, dass es aussichtslos wäre, beides so lange zu kauen, bis es flüssig wird – es wird höchstens faserig. Nach einer Woche könnte man mit Fisch beginnen.

Fisch und Fleisch sind tabu

Rezepte für die Aufbauzeit

Das Folgende sind nur Vorschläge, die für die Zeit nach dem ersten Fasten sinnvoll sein mögen, von denen man sich dann aber auch wieder lösen sollte.

Rezepte für die Aufbauzeit

Erster Tag
1 reifer Apfel, der für empfindliche Mägen auch gedünstet werden kann. Bei Aversionen gegen Äpfel geht natürlich auch eine Birne. Und viel Kräutertee, der nun beliebig mit Honig gesüßt werden darf, Wasser und auch Säfte nach Lust und Laune.

Zweiter Tag
Morgen: Fruchtsalat mit ein wenig Müslianteilen, Tees, Säfte, Obst nach Belieben; ein Knäckebrot mit wenig Butter und Honig.
Mittag: Magerquark oder Joghurt, mit Kräutern, Früchten oder Honig angemacht. Rohkost (falls bekömmlich) etwa in Form geriebener Karotten, dazu Kartoffelbrei, Naturreis oder Quark.
Abend: Kartoffelsuppe mit frischem Gemüse und Kräutern und jeder Menge Gewürzen, aber ohne Salz.

Dritter Tag
Morgen: Müsli oder Knäckebrote mit Butter und Honig, Obst nach
Belieben, Säfte, Tees.
Mittag: Große Schüssel mit frischen Salaten, Rohkost mit Pellkartof-
feln, Gemüse nach Lust und Laune.
Abend: Brote mit Tomaten, Gurken, Radieschen, Rettich usw.

Vierter Tag
Morgen: Birchermüsli, Knäckebrote, Honig, Müsli, Obst nach Wahl.
Mittag: Pellkartoffeln mit Kräuterquark, Rohkost, Salate.
Abend: Brote nach Wahl, angemachter Quark, Hüttenkäse, weich
gekochtes Ei usw.

An den weiteren Aufbautagen besteht die Besonderheit vor allem in der
Achtsamkeit, dem ausreichenden Trinken und der Bewusstheit im Um-
gang mit dem eigenen Körper.

25 Das Essen nach dem Fasten

Ernährungsideologien

Veganer oder
Vegetarier?
In Bezug auf das Essen existieren so viele Ideologien, dass es wirklich
schwer ist, hier allgemein akzeptable Ratschläge zu geben. Nach meinen
Erfahrungen wird nirgends, nicht einmal in der Politik, so viel gestritten
wie unter Ernährungsaposteln. Veganer sind gegen Vegetarier, Son-
nenköstler gegen beide, die Rohköstler lieben alles roh, aber natürlich
kein Fleisch, was den Anhängern der Instinktotherapie wiederum gerade
recht kommt. Während die Weightwatcher vor allem das eigene Gewicht
im Auge haben, argumentieren die Vollwertanhänger mit der eigenen Gesundheit und die Vegetarier mit der der Tiere und manche sogar mit der
des Planeten. Die Blutgruppenfans können die Makrobioten nicht verstehen, und die akzeptieren sowieso nur das eigene, über alle Maßen strenge Ernährungsregime.

Artgerechte Ernährung

In diesem Chaos möchte ich einige einfache und – wie ich hoffe – einleuchtende Grundregeln nennen. Da wir Menschen sind, sollten wir uns darauf einigen können, uns auch wie Menschen, also artgerecht zu ernähren. Der wissenschaftliche Ausdruck für uns lautet *Homo sapiens sapiens*. Dieses doppelte »weise« oder »wissend« könnten wir als Anspruch verstehen. Der Homo sapiens also hat seit Jahrtausenden ein bestimmtes Gebiss und einen entsprechenden Darm. Beide weisen ihn eindeutig als Allesfresser aus – diese Tatsache mag Vegetarier ärgern, zu ändern ist sie aber nicht.

Andererseits haben sich die Fleischfresser jetzt vielleicht zu früh gefreut. Denn wenn man den Menschen aufgrund der Art seines Gebisses, in dem die defensiven Zähne stark überwiegen, und auf der Basis seiner Darmlänge zwischen reinen Vegetariern wie Kühen und Fleischfressern wie Löwen einordnen wollte, stellte man fest, dass er der Kuh – ernährungsmäßig – sehr viel näher steht als den Raubtieren. Die Zähne sind eher stumpf, wie etwa die Molaren, was so viel heißt wie »Mühlenzähne« (lat. *mola* = »Mühle«). Mühlen(-zähne) wollen mahlen, Gottes Mühlen mahlen bekanntlich sogar langsam. Wir sollten also in Ruhe Mahlzeit halten und nicht hektisch wie Raubtiere schlingen.

Parallelen zwischen Ernährung und Lebensart

Die moderne Ernährungart, die immer mehr zu der der Raubtiere tendiert, könnte ein Hinweis darauf sein, dass sich der Mensch auch immer mehr wie ein Raubtier auf dieser Erde gebärdet. Die Entwicklung vom Sammler und Hirten zum Jäger entspricht der vom Mitmenschen mit dem Auftrag zur Nächstenliebe zu jenem Propagandisten des Raubtierkapitalismus, der die moderne Wirtschaft zu einem Schlachtfeld macht.

Jäger und Sammler

Auch unser Darm weist in Richtung Allesfresser mit starker vegetarischer Dominanz und gleicht weitgehend dem eines Schweins. Er ist einige Meter lang, aber nicht so lang wie der der Kuh, andererseits viel länger als bei Löwen. Daraus folgt für unsere Ernährungszusammenstellung, dass wir – obwohl eindeutig Allesfresser – recht wenig Fisch und Fleisch zu uns nehmen sollten, wenn wir artgerecht leben wollen. Mit einer oder höchstens zwei Fisch- beziehungsweise Fleischmahlzeiten pro Woche lägen wir richtig. Was die meisten modernen Zivilisationsmenschen heu-

Weniger Fisch und Fleisch ist für den Menschen verträglicher

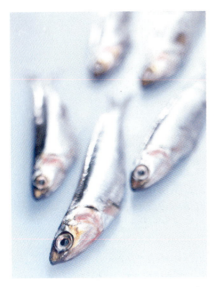

te essen, läuft aber auf eine regelrechte Eiweißmast hinaus. Auch die Tatsache, dass Fitnessgurus uns Eiweiß gerne als toll verkaufen, kann wenig daran ändern, dass der Durchschnittseuropäer mit seinen zahlreichen Fleischmahlzeiten viel zu viel Eiweiß vertilgt.

Früher, als Fleisch noch auf den sonntäglichen Braten beschränkt war, lagen wir goldrichtig. Heute können wir es uns dagegen leisten, uns jeden Tag völlig gegen unsere eigene Art zu ernähren, und bezahlen das mit viel Leid und Geld. Zu Zeiten der alten BRD wurden in der »Tagesschau« die Kosten aus der Fehlernährung der Deutschen mit umgerechnet über 50 Milliarden Euro angegeben!

Der zweite heikle Punkt betrifft das Fett, von dem wir auch viel zu viel zu uns nehmen. Eine sinnvolle, artgerechte Ernährung soll – nach weitgehend übereinstimmender Meinung der meisten Ernährungsphysiologen – eine Kohlenhydratbasis haben, die 60 Prozent der Kalorien liefert. Lediglich 20 Prozent der Kalorienmenge darf aus Eiweiß und ebenso viel aus Fett bestehen. Die Wirklichkeit sieht deprimierend anders aus. Schweizer und Österreicher nehmen knapp über 50 Prozent ihrer Kalorien in Form von Fett zu sich, Deutsche immer noch knapp unter 50 Prozent. Bei den Österreichern liegt das an der wohlschmeckenden, aber überaus fetten böhmischen Küche, bei den Schweizern an den verlockenden Milchprodukten vom Käse bis zu den Truffes usw. Die Deutschen schaffen ihren Anteil wohl vor allem über fette Saucen und Süßigkeiten.

Der Mensch und das Schwein

Fett durch Fett   Der Grund für diese Missverhältnisse mag darin liegen, dass man früher besonders die Kohlenhydrate beschuldigte, dick zu machen. Man riet, auf hauchdünne Brote viel Belag zu packen. Heute weiß man, dass das ein Fehler war. Menschen werden im Gegensatz zu Schweinen, bei denen das Argument mit den Kohlenhydraten stimmt, vor allem durch Fett fett. Es ist ja eigentlich angenehm zu erkennen, dass uns gewisse Stoffwechselwege von den Schweinen unterscheiden. Wir brauchen jetzt nur noch die Konsequenzen daraus zu ziehen.

Wildschweine als Ernährungslehrer

Andererseits könnten wir von Wildschweinen viel lernen. Sie wählen eine Kohlenhydratbasis, und vor allem schnuppern sie grunzend an allem, bevor sie es sich einverleiben. Würden wir ihnen diesbezüglich folgen und an allem, was wir in den Mund stecken wollen, erst einmal riechen, könnten wir uns vieles ersparen. Manche Restaurants und Supermärkte bräuchten wir dann gar nicht mehr zu betreten.

Übersäuerung

Zusammenfassend lässt sich sagen: Die meisten Menschen müssten erst einmal die Aufteilung ihrer Nahrung in Ordnung bringen, den Kohlenhydratanteil drastisch steigern und dafür Einweiß und Fett reduzieren. Wenn das gelingt, kommt automatisch auch ein weiterer Punkt in Ordnung, der der Übersäuerung durch Fehlernährung. Eiweiß besteht aus Amino*säuren*, Fett aus Fett*säuren*, Kohlenhydrate sind aus Zuckern aufgebaut. Wer den Kohlenhydratanteil auf die stimmigen 60 Prozent seines Kalorienbedarfs erhöht und viel Obst und Gemüse isst, folgt im Hin-

Viel Obst und Gemüse essen!

So sieht eine ausgewogene Ernährungspyramide aus.

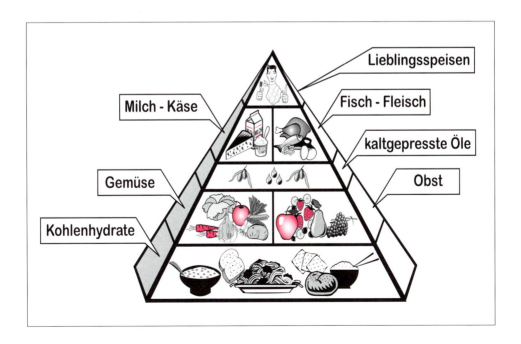

blick auf die Säuresituation einem sicheren Weg. Viel frisches Obst und Gemüse brauchen wir heute sowieso, um genügend Vitamine aufzunehmen, und so reduzieren wir obendrein auch gleich die Säureflut.

Es gibt – außer Chicoree und Rosenkohl – kaum ein Gemüse, das säuert; Gleiches gilt für reifes Obst. Wer außerdem raffinierte Zucker wie in Süßigkeiten meidet, hat in Bezug auf die Säure nichts zu befürchten. Allerdings ist auch Übersäuerung psychosomatisch – der Säurespiegel unseres Organismus hängt wesentlich von Einstellung und Stimmungslage ab.

Vollwert oder Halbwert?

Angeblich würden sich 80 Prozent der Deutschen gern vollwertig und nach den Kriterien des biologisch-dynamischen Anbaus ernähren, nicht einmal vier Prozent tun es, die zuständige Ministerin träumt von acht Prozent.

Das Kunstdünger-Problem

Ackerbau Leider gibt es Untersuchungen, die belegen, dass unsere modernen Anbaumethoden mittels Kunstdünger immer weniger gesunde Produkte hervorbringen. Das ist auch leicht nachzuvollziehen, wenn man die Entwicklung betrachtet. Justus von Liebig, der Entdecker des Kunstdüngers, wollte damit das Problem des Hungers auf der Welt lösen. Seine Idee war bestechend: Man führt dem Ackerboden die Hauptkomponenten der Ernährung zu, so dass man mehr Ernten aus ihm herausholen kann. Das hat auch gut geklappt. Während früher in unseren Breiten Drei-Felder-Wirtschaft mit Fruchtwechsel betrieben werden musste, um den Boden nicht zu erschöpfen, kann man heute zwei Ernten pro Jahr einfahren.

Damals hat man ein Jahr Kartoffeln angebaut und im darauf folgenden eine Frucht, die untergepflügt wurde und nur der Bodenregeneration diente. Im dritten Jahr blieb der Acker zur Erholung brach. Im vierten Jahr wurde dann im Rahmen des Fruchtwechsels, um den Boden nicht wieder in derselben Weise zu belasten, zum Beispiel Roggen angebaut. So musste der Acker frühestens alle sieben Jahre dieselbe Frucht hervorbringen. Heute geht mittels Kunstdünger alles viel einfacher. Der Boden bekommt die fehlenden Hauptkomponenten der Feldfrüchte wie Stickstoff, Kalium und Phosphor mittels Dünger zugeführt. Leider kann man aber die tausende Spurenelemente, Vitamine und selteneren Mineralien nicht künstlich zuführen, weswegen unsere Böden in dieser Hinsicht verarmen.

Nahrungsergänzungsmittel

Wer also auch heute noch alles zu sich nehmen will, was sein Körper braucht, hat eigentlich nur die Wahl, zu Vollwertprodukten zu greifen, die das am ehesten gewährleisten. Selbst hier wird es schwieriger, und wir wären gut beraten, mehr frisches Obst und Gemüse zu wählen.

Sinn und Zweck von Nahrungs- ergänzungsmitteln

Die Hoffnung, das Ziel über die immer populärer werdenden Nahrungsergänzungsprodukte zu erreichen, ist äußerst trügerisch, denn 1. wissen die meisten Menschen gar nicht, was ihnen genau fehlt, 2. wissen wir nicht, wie die zugeführten künstlichen Mittel sich gegenseitig beeinflussen und wie sie im Körper wirken. Bisher gibt es keine einzige große Studie, die den Wert von Nahrungsergänzungsmitteln belegen könnte, aber einige, die deren Schädlichkeit dokumentieren.

Im Übrigen ist es natürlich grotesk, die Nahrung aus Gründen der Kosteneinsparung an allem Wesentlichen verarmen und auf Mangelniveau verkommen zu lassen, um dann anschließend sündteuer wieder zuzuführen, was man eingespart hat ...

Gewichtsprobleme und Vollwertnahrung

Neben den Gesundheitsgründen, die entschieden für vollwertige Produkte sprechen, gilt es für Menschen mit Gewichtsproblemen, einen weiteren wichtigen Punkt zu beachten. In Jahrmillionen hat unser Organismus sinnvollerweise gelernt, so lange Hunger zu produzieren, wie ihm noch etwas Lebenswichtiges fehlt. Dieses an sich sehr vernünftige Lebenserhaltungsprogramm wird heute zum Bumerang. Es ist durchaus möglich, dass jemand 10.000 Kalorien in sich hineingestopft hat, aber eben keine echten Lebensmittel, sondern Billignahrung aus dem Billigsupermarkt, die kaum noch enthält, was ein Körper zum Leben braucht. Nun wird der Organismus, der schon weit mehr Kalorien bekommen hat, als ihm gut tun, trotzdem weiter Hungersignale aussenden, denn ihm fehlen ja noch viele wesentliche Spurenelemente. Die Betroffenen haben ständig Hunger, der sich, kaum hat das Völlegefühl von der letzten Mahlzeit nachgelassen, schon wieder einstellt. Dabei wird die Hoffnung des

Wenn der Körper hungert

Organismus, doch noch ein wenig Selen oder Kupfer zu erhaschen, angesichts der minderwertigen Ernährung obendrein andauernd enttäuscht.

Eigentlich ist das Ganze ziemlich banal: Satt wird der Organismus nur, wenn er alles bekommt, was er benötigt! Um ihm aber alles zu geben, brauchen wir vollwertige Lebensmittel.

Das Fazit für Menschen mit Gewichtsproblemen dürfte damit klar sein: Sie dürfen nur Vollwertnahrung essen, alles andere vergrößert mit ziemlicher Sicherheit ihr Problem. Minderwertige Billigkost ist generell als Programm zur kollektiven Verfettung der Bevölkerung zu betrachten. Wo das hinführen kann, exerzieren uns die US-Amerikaner seit Jahrzehnten vor.

Vollwertigkeit bei Fett

Gesättigte und ungesättigte Fettsäuren Wir haben heute keine Probleme – jedenfalls in Mitteleuropa –, ausreichend vollwertiges Fett zu bekommen. Ideal ist zum Beispiel das kaltgepresste Olivenöl mit der Bezeichnung »extra vergine«. Es enthält eine breite Variante von Ölsäuren und schmeckt ausgezeichnet. Dazu muss es übrigens nicht zwingend aus der Toskana kommen, sondern gern auch aus Griechenland (Kalamata), Spanien oder Tunesien.

Wir sind heute in einer zwiespältigen Lage. Aus der Erkenntnis, wie wichtig ungesättigte Fettsäuren sind, und aus der Tatsache, dass sie schwieriger zu beschaffen sind als gesättigte, hat sich ein Trend in der Gesundlebeszene entwickelt, der nur noch ungesättigte Fettsäuren zulässt. Das ist aber kontraproduktiv; manchen Gesundheitsaposteln fehlen heute bereits gesättigte Fettsäuren in ihrer Ernährung. Der Mensch als Allesfresser braucht eine ausgewogene Ernährung, und das heißt von allem etwas.

Wer einmal miterlebt hat, wie raffinierte Fette industriell gewonnen werden, wird auf sie sicher nie mehr hereinfallen, auch wenn sie zum Schluss, hübsch gefärbt und mit Geschmacks- beziehungsweise Aromastoffen versetzt, äußerlich wieder ganz ordentlich daherkommen.

Vollwertiges Eiweiß

Dieses Eiweiß ist auf pflanzlicher Basis leicht zu beschaffen – jedenfalls in den deutschsprachigen Ländern. Auch tierisches Eiweiß kommt in Form der Milchprodukte aus dem Ökoanbau in guter Qualität auf unsere

Märkte. Schwierig wird es nur beim Fleisch. Das Hauptproblem dabei ist nur vordergründig die Verseuchung des Fleisches mit Hormonen und Antibiotika, die absichtlich und mit kriminellen Hintergedanken ins Futter gelangen, um die Erträge zu steigern. Das Schlimmste ist, dass die Tiere bei den üblichen Transporten und vor allem der Massenschlachtung in einen solchen Stress versetzt werden, dass ihr System mit Stresshormonen völlig überschwemmt ist, wenn sie dann endlich sterben dürfen.

Der einzige Ausweg wäre die Hofschlachtung, die von der EU in letzter Zeit zu allem Überfluss auch noch in Frage gestellt wird, oder die Rückkehr zu den dezentralen, kleinen, alten Schlachthöfen, die so gar nicht im Massentrend liegen. Bei Wild, das sozusagen aus heiterem Himmel geschossen wurde, tritt dieses Problem nicht auf; bei Biofleisch dagegen kann es durchaus der Fall sein.

Typgerechte Ernährung

Kein Mensch ist wie der andere, deshalb sind alle rezeptartigen Empfehlungen immer falsch. Das Sprichwort »Frühstücke wie ein Kaiser, iss zu Mittag wie ein Bürger und am Abend wie ein Bettler« hat vielen Menschen geschadet, die sich morgens mehr Nahrung hineinstopften, als ihnen gut tat, und am Abend dann über die Stränge schlugen, um ihren Appetit zu befriedigen, und so dick wurden.

Frühstück, Mittag- und Abendessen

Sie waren sicherlich erleichtert, als das Buch *Fit for Life* herauskam und das Gegenteil predigte, nämlich morgens nichts oder nur eine paar Früchte zu essen. Unter diesem Konzept leiden nun aber wieder diejenigen, für die der erste Satz zufällig gerade stimmig war. Letztlich ist es in der Medizin immer falsch, alles über einen Kamm zu scheren, weil die Menschen so individuell sind. Nichts ist immer richtig, fast nichts aber auch immer falsch. Selbst eine stehen gebliebene Uhr hat zweimal am Tag Recht.

Während wir uns in Mitteleuropa – sicher aufgrund der häufigen Mangelsituationen – ganz auf die Quantität und das Kalorienzählen verlegt und schon Probleme mit der Qualität haben, sind die alten Chinesen einen großen Schritt weitergegangen. Sie haben die Wirkung der einzelnen Nahrungsmittel im Körper beobachtet und daraus ihre Schlüsse gezogen.

Wir haben inzwischen unser Lieblingsthema, die Quantität, gut im Griff, kein Mensch muss bei uns noch Hunger leiden. Dafür haben wir uns – wie schon besprochen – ein eklatantes Qualitätsproblem geschaffen. Die

Qualität oder Quantität?

großen Ernährungslehrer wie Are Waerland, Bircher-Benner, Kollath oder auch Bruker diagnostizierten mit Recht einen Mangel im Überfluss.

Nahrungsmittel haben eine thermische Wirkung

Aber selbst dann, wenn wir dieses Problem in absehbarer Zeit über die Vollwertkost lösen, blieben uns die alten Chinesen weit voraus. Während wir nämlich immer fragten, was in den Nahrungsmitteln drin sei, fragten sie eher, was davon nachher auch im Körper sei. So kommt es zum Beispiel, dass bei uns Rohkost als gesündeste Nahrungsform angepriesen wird, weil sie am meisten Vitamine enthält, während die chinesische Ernährungslehre sie für viele Menschen als ungeeignet ablehnt, da sie zu kühlend wirke und schwer verdaulich sei.

Wenn wir eine thermische Wirkung der Nahrung akzeptieren, fällt es uns wie Schuppen von den Augen, und wir können plötzlich vieles verstehen, was bisher unklar war. Zum Beispiel wird deutlich, dass viele sehr bewusst und gesund lebende Menschen nicht gerade vital wirken. Dass die Ernährungsapostel selbst zumeist in einem beschämenden Zustand sind, erkennt man rasch, wenn man sich solch einer Szene nähert. Nach der chinesischen Auffassung gibt es keine an sich gesunde Ernährung, denn was für die einen goldrichtig ist, kann für andere grundfalsch sein. Mir ist nach dem Kennenlernen der chinesischen Auffassung schlagartig klar geworden, warum sich so viele recht gesundheitsbewusste Frauen so energielos fühlen. Betrachtet man die normale Ernährungslage, fällt auf, wie falsch bei uns vieles aus chinesischer Perspektive läuft.

Energiemangel bei der Frau
Gerade unter den ernährungsbewussten Menschen sind viele Frauen mit niedrigem Blutdruck und schwachem Bindegewebe, die konstitutionsbedingt zum Frösteln neigen. Wahrscheinlich kommt bei nicht wenigen davon das Ernährungsinteresse oft sogar aus dem Gefühl, einen Mangel an Energie zu haben. In seelischer Hinsicht sind diese Frauen typischerweise eher introvertiert. Das bedeutet zum Beispiel, sie sagen auch dann nichts, wenn sie es genau wüssten. Wenn diese Frauen, die morgens schlecht in die Gänge kommen, bei jeder Gelegenheit frieren und selbst in der Sauna nach 20 Minuten auf der obersten Etage nur ein paar dekorative Schweißperlen auf der Stirn haben, nun am Morgen zu Müsli greifen, das im Wesentlichen aus Obstsalat besteht, und dazu Pfefferminztee trinken, am Mittag Rohkostgemüse essen und abends eine Salatplatte

mit Joghurtdressing, kühlen sie sich mit jeder Mahlzeit noch weiter herunter. Und obwohl ihre Ernährung generell als gesund gilt, geht es ihnen damit nicht gut, unabhängig davon, ob die Nahrungsmittel vollwertig sind oder nicht. Manche trinken nach dem Essen einen Verdauungsschnaps, der über seine wärmenden Kräuter und die Feuerwasserbasis wenigstens noch ein wenig Verdauungswärme nachliefert.

Besser, als hinterher nachzuheizen, wäre es, statt des kühlenden Obstes am Morgen beispielsweise zu Haferbrei zu greifen. Die Engländer wissen schon, warum sie auf ihrer leicht verregneten und immer etwas kühlen Insel Porridge zum nationalen Frühstück erhoben haben. Hafer ist das am meisten wärmende Getreide (mit Zimt überstreut, würde es sogar noch wärmender). Statt Pfefferminztee, den bezeichnenderweise die Tuareg in der Sahara bevorzugen, weil sie Kühlung suchen, wäre Fenchel- oder Ingwertee oder der stark gewürzte Jai der Inder zu empfehlen. Mittags wäre Menschen mit kühler Konstitution mit wärmenden Suppen besser gedient, die über Gewürze wie Curry, Pfeffer, Paprika oder Chili zusätzlich wärmer gestaltet werden könnten. Kühlende Nahrungsmittel wie frisches, exotisches Obst, Rohkost und Joghurt sollten dagegen reduziert werden.

Der Gegenpol zur gesund lebenden und sich eher energielos fühlenden Frau ist der Mann mit Tendenz zu hohem Blutdruck, der vor Aktivität nur so strotzt, bei jeder Gelegenheit schwitzt und fast nie friert. Er ist typischerweise extrovertiert, das heißt, er sagt auch dann etwas, wenn er eigentlich nichts zum Thema beitragen kann. In der Squash-Box fühlt er sich wohl und verspritzt reichliche Mengen Schweiß auf die Mitspieler. Sein Essen besteht schon morgens aus Rühreiern mit Speck, mittags darf es etwas scharf Gegrilltes sein und eine Gulaschsuppe davor, bei deren Verzehr er bereits wieder in Schweiß ausbricht.

Bluthochdruck beim Mann

Im Prinzip könnten die beiden einfach die Teller tauschen, nur würden sie das nie tun, da ihnen der Zusammenhang zwischen Nahrung und Konstitution nicht klar sein dürfte.

Ernährung sollte die thermische Wirkung von Nahrungsmitteln berücksichtigen

Bei genauerem Betrachten ist das System der thermischen Wirkung der Nahrungsmittel gar nicht so schwer zu durchschauen. Pflanzen wachsen zum Beispiel immer dort, wo sie auch hingehören! Zitrusfrüchte sind bei

HEISS	WARM	NEUTRAL	ERFRISCHEND	KALT
	Getreide: Buchweizen Hafer	Hirse Mais	Reis Dinkel Weizen	
	Gemüse: Lauch Meerrettich Zwiebel	Kohl Kartoffel Karotte Erbse Feldsalat	Sauerkraut Spargel Spinat Zucchini Blumenkohl Sellerie	Gurke Tomate
	Obst: Aprikose Pfirsich Rosine	Pflaume Traube Feige	Apfel Birne Honigmelone Orange Erdbeere	Zitrone Banane Mango Wassermelone Kiwi
Gewürze: Zimt Cayennepfeffer Curry Tabasco Muskat	Basilikum Dill Lorbeer Kümmel Majoran Knoblauch	Safran	Salbei Kresse	Salz Sojasauce Algen
Getränke: Ingwertee Jogitee Fencheltee Glühwein	Rotwein Getreidekaffee Kaffee Likör	Traubensaft Malzbier	Fruchtsaft Hagebuttentee Pfefferminztee Apfelsaft Altbier Weißwein Weizenbier	Mineralwasser Grüner Tee schwarzer Tee Enziantee Pils Wermuth
	Fisch: Forelle Scholle Thunfisch Hummer Alle geräucherten Fischsorten	Karpfen	Tintenfisch Calamari	Austern Kaviar
Fleisch: Schaf Ziege Gegrilltes Fleisch generell	Huhn Fasan Wild	Rind	Ente Pute Gans	
	Milchprodukte: Ziegenmilch Schafkäse Schimmelkäse	Kuhmilch Butter	Sauermilch Kefir Frischkäse Quark (Topfen)	Joghurt

uns höchstens im Sommer angemessen, ansonsten gehören sie in jene südlichen Länder, wo sie den unter der Hitze leidenden Menschen Kühlung verschaffen.

Ernährungsweise den Jahreszeiten und Klimaverhältnissen anpassen

Dass da etwas dran sein könnte, haben auch viele Menschen in Deutschland bereits leidvoll erfahren. Wer erkältet war und den Rat bekam, viel Zitronensaft zu sich zu nehmen – wegen dessen hohem Vitamin-C-Gehalt –, hat begriffen, wie kontraproduktiv das ist. Kaum hatte er nämlich diesen Rat befolgt, ging es auch schon schlechter, weil Abkühlung die Erkältung nur verschlimmert. Besser wäre es, sich in solch einer Situation einen wärmenden Ingwertee zu gönnen.

Andere wissen längst, dass sie bei ihrer Ernährung die Jahreszeiten einbeziehen müssen, um sich wohl zu fühlen. Wer im Sommer morgens frisches Obst bevorzugt und sich dabei gut fühlt, weil ihm diese Kühlung bekommt, wird im Winter bei eisigen Temperaturen hoffentlich darauf verzichten.

Es gibt also nicht nur keine per se gesunde Ernährungsweise, sondern nur eine für den jeweiligen Typ passende, die den Jahreszeiten und vor allem dem Wetter und den herrschenden Temperaturen angepasst werden sollte.

Nun muss eine Mutter von vier Kindern nicht befürchten, in Zukunft sechs verschiedene Diäten kochen zu müssen. Es würde reichen, morgens statt Tee heißes Wasser auf den Tisch zu stellen, und jeder bereitet sich seine Mischung typgerecht selbst zu. Ähnlich könnte ein reiches Angebot an Kräutern und Gewürzen auf dem Esstisch die Lage entspannen und Verdauung und Lebensgefühl der ganzen Familie verbessern.

Die links abgebildete Tabelle zur typgerechten Ernährung aus *Die Säulen der Gesundheit* kann erste Einblicke vermitteln.[20]

Typgerechte Ernährung nach Barbara Temelie

Das Essen nach dem Fasten: Fazit

Wer die drei genannten Säulen der Ernährung, also

1. artgerechte Zusammensetzung
2. Vollwertigkeit
3. typgerechte Anwendung

beachtet, wird in Zukunft wesentlich energetischer leben, beim nächsten Fasten nicht so viele neue Schlacken angesammelt haben und sich deutlich wohler fühlen. Mit der Zeit und vor allem von Fastenkur zu Fastenkur wird er sich dann auch leicht von Tabellen und Vorlagen lösen können und für die richtige Ernährungsweise sensibilisiert sein.

Letztlich sind das eigene Gefühl, die Intuition oder der innere Arzt die besten Ratgeber – auch beim Fasten. In der Praxis des täglichen (Fasten-) Lebens stellen sich sowieso ständig Fragen, auf die man in keinem Nachschlagewerk eine exakte Antwort findet. Und kein noch so engagierter äußerer Arzt kann dem inneren das Wasser reichen, der sich für seine Kuren aus der unermesslich großen Apotheke des eigenen Bindegewebes bedienen kann.

Ein modernes Patentrezept auf uralter Basis

Die Sunrider-Methode

Für die Zeit nach dem Fasten und besonders für Menschen, die noch mit Gewichtsproblemen kämpfen, gibt es eine Ernährungsmethode namens Sunrider, die sich in vielerlei Hinsicht bewährt hat. Zum einen wird damit der Entgiftungs- und Entschlackungseffekt weitergeführt, zum anderen hat diese Kur tatsächlich einen nicht zu übersehenden Gewichtsreduktionseffekt, der auf mehreren Säulen aufbaut.

Man trinkt dabei einen Tee namens Calli, der zehrend wirkt, und fördert andererseits die Darmentleerung. Darüber hinaus scheinen die natürlichen Kräutermischungen, wie sie sich in den so genannten »Slim-Caps« oder in »Fortune Delight« finden, tatsächlich Fett zu binden und zu dessen Ausscheidung beizutragen. Obendrein sind die Kräutermischungen auf der Grundlage taoistischen Gedankenguts einfach zu sich zu nehmen, da sie in Riegelform zu haben sind. Der besondere Zauber der Methode, die in den USA und Japan schon eine große Anhängerschaft hat, beruht wohl auf dem natürlichen Ausgleich zwischen weiblichen Yin- und männlichen Yang-Kräften. Eine etwas ausführlichere Beschreibung findet sich in meinem Buch *Entschlacken – Entgiften – Entspannen*. Die Produkte sind bisher nur über Privatverbraucher zu beziehen. Eine entsprechende Adresse steht im Anhang.

Das Leben nach dem Fasten

Wenn die Ernährung nach dem Fasten in gute Bahnen kommt, kann sich durch diese beiden Anstöße eine Aufwärtsspirale im Leben entwickeln, die ich schon oft bei Patienten und immer mit großer Freude beobachten konnte. Durch die Fastenzeit ist das Gewebe auf allen Ebenen des Körpers durchlässiger und sauberer geworden, wovon alle Organsysteme profitieren. Wenn die Leber besser entgiftet, wird der Organismus von weniger Gift behindert, kommt zusätzlich durch die neue Art der Ernährung gute Energie herein, die nicht wieder Sand ins Getriebe bringt, sondern den alten löst, dann werden sich über kurz oder lang auch neue Ideen einstellen. Vor allem deshalb, weil die Gedanken freier fließen können, denn auch das Gehirn ist durchlässiger und flexibler geworden. Die leichte, neue Ernährung wird es zudem weniger belasten; selbst nach dem Essen bleibt man frei von Völlegefühl und fähig, so klar zu denken, dass man sich einen Mittagsschlaf gönnt, der wiederum die Leistungsfähigkeit am Nachmittag auf ungekannte Höhen bringt, was sofort zu mehr Effizienz und über kurz oder lang auch zu Erfolg führen wird.

So kann sich eine Entwicklung ergeben, bei der eines ins andere greift und sich ständig neue Bereiche öffnen. Man gewinnt Zeit, weil vieles leichter läuft, und möchte sie vielleicht – besonders wenn sie vom freier gewordenen Atem inspiriert ist – dazu nutzen, sich mehr zu bewegen. Die für Sie persönlich angemessene und passende Bewegungsform wird sich rasch finden und die Entgiftung ihrerseits durch mildes Schwitzen voranbringen und der Entsäuerung Vorschub leisten, die vom Fasten und der verbesserten Ernährung sowieso schon gefördert wurde. Auf diese Weise wird die Durchblutung weiter verbessert und dem Gehirn die Arbeit auch von dieser Seite her erleichtert. Ein immer besser funktionierendes Gehirn erkennt bald die Notwendigkeit tiefer Entspannung und schafft dafür Oasen im täglichen Leben, die ihrerseits wiederum die Phasen der Aktivität befruchten …

Freiheit für Körper und Geist

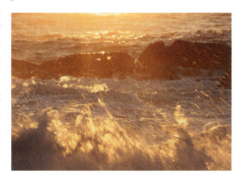

Wenn die Entspannung mit der Zeit immer tiefer wird oder schon während des Fastens die eigene Seele entdeckt und erkannt wurde, kann das Bedürfnis wachsen, nach dem Sinn des eigenen Lebens zu forschen und die beim Fasten begonnenen Meditationen wieder aufzunehmen und weiter zu vertiefen. Dann wäre die nächste Fastenzeit eine gute Möglichkeit, weitere Schritte in die eigene Seelentiefe zu unternehmen. Immerhin weiß der Volksmund, dass Essen und Trinken Leib und Seele zusammenhalten. Man braucht nur fastend das Essen zu lassen, schon kann die Seele sich lösen und als eigenständiges Wesen erkannt werden. In meinem allerersten Buch, *Bewußt fasten*, klingen viele Wege in die Tiefe an.

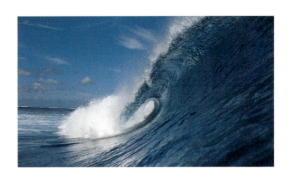

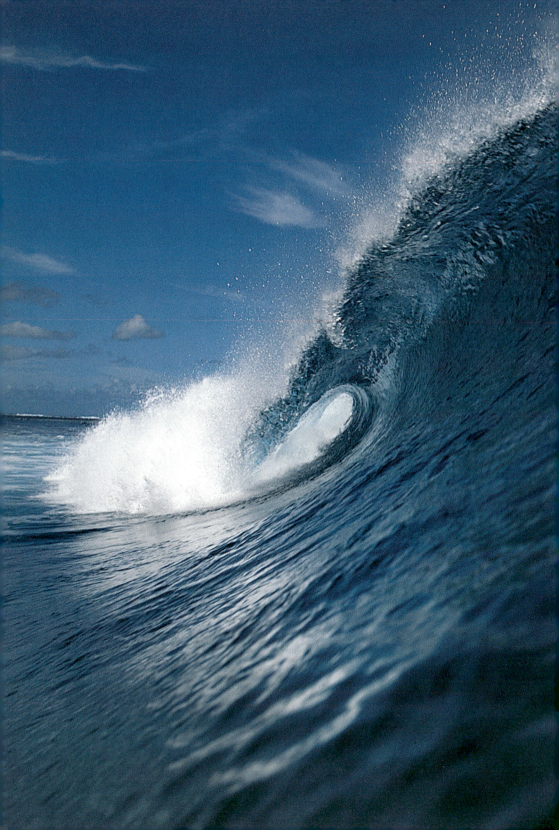

Anhang

Fasten bei uns

Im Frühjahr (vor Ostern gegen Ende der christlichen Fastenzeit) und im Herbst (Woche der Totenfeiertage und die davor) gibt es seit über 20 Jahren bei uns zwei aufeinander folgende **Fastenseminare**. Beginnend mit »Unser Körper – Tempel der Seele«, einem idealen Kurs für den Einstieg, folgt das ungleich strengere, an die Zentradition angelehnte »Fasten – Schweigen – Meditieren«. Beide Seminare können aufeinander aufbauend zu einer Fastenzeit von jeweils 16 Tagen verbunden werden.

Neben diesen vier echten Fastenwochen gibt es jeweils **zwei Wochen Frühjahrskur auf Gemüsesuppenbasis**, meist in den beiden ersten Märzwochen in Montegrotto (Oberitalien): 1. Woche »Entgiften – Entschlacken – Loslassen«, 2. Woche z. B. »Energie und Kreativität«. Beide Wochen können zu einer Kur verbunden werden und sind beliebig mit Obst- und Gemüsekost, aber auch der normalen Vollwertküche des Hotels Garden zu verbinden.

Außerdem gibt es eine **Bergwanderwoche**, ebenfalls auf Gemüsesuppenbasis nach dem bewährten Motto »Weniger = mehr«, bei der in idealer Weise Fett in Muskeln gewandelt werden kann.

Wir bieten darüber hinaus eine **Fastenkur während der vier- oder zweiwöchigen Krankheitsbilder-Psychotherapie** an. In Absprache mit der oder dem jeweiligen Therapeutin/en kann hier zwischen einer und vier Wochen parallel zur Psychotherapie gefastet werden.

Informationen:
Zu Fasten- und anderen Seminaren: Heil-Kunde-Institut Graz, A-8151 Hitzendorf, Tel.: 0043/316/719888-5, Fax: -6; E-Mail: info@dahlke.at, Website: www.dahlke.at

Zu Psychotherapien mit begleitendem Fasten: Heil-Kunde-Zentrum Johanniskirchen, D-84381 Johanniskirchen, Schornbach 22, Tel. 00 49/ 85 64/8 19, Fax: 00 49/ 85 64/14 29, E-Mail: Hkz-dahlke@t-online.de

Adressen

Sunrider-Bezugsquelle und -Beratung:
Bodybalance – Martin Steurer: A-6971 Hard am Bodensee,
Hofsteigstraße 21, Tel. u. Fax 00 43/5 57 74/7 62 35,
E-Mail: martin.steurer@vol.at

Orgon-Produkte:
Haar-Institut Vonach, A-6900 Bregenz, Arlbergstraße 118,
Tel. 00 43/55 74/6 19 00, Fax 00 43/55 74/6 19 00-6,
E-Mail: Werner.vonach@vol.at

Wasser-Filtersystem:
Sanacell Gesundheits-Netzwerk GmbH, D-14057 Berlin,
Dovestraße 1, Tel. 00 49/30/3 98 06 70, Fax 00 49/30/3 98 06 719,
E-Mail: info@sanacell.de

Sauerstoff-Anreicherung des Wasser:
Waterhouse – Dieter Schmidt, D-27777 Ganderkesee,
Industriepark 4, Tel. 00 49/ 42 22/9 31 60

Wasserwirbulator:
Life Light, Tel. 00 43/6 62/62 86 28, Fax 00 43/62 86 29

Tees:
Padma AG, CH-8603 Schwärzenbach, Wiesenstraße 5,
Tel. 00 41/1/8 87 00 00, E-Mail: mail@padma.ch

Kreislaufgerät (Fußbadewanne) und Purwater-Wasser-Filter:
Firma Schiele Bäderfabrik, D-25462 Rellingen, Industriestraße 16 b,
Tel. 00 49/41 01/3 42 39 und 37 15 95, Fax 041 01/3 34 68

Viabol von Vita nova:
Leutenhofen 19, D-87448 Waltenhofen, Tel. 00 49/83 03/8 13,
Fax 00 49/83 03/76 643

Salzquellen:
Barbara Hendel, Peter Ferreira, Wasser und Salz, INA Verlag,
D-82211 Herrsching, Seestraße 7, Tel. 00 49/81 52/9 18 60,
Fax 00 49/81 52/91 86 10, E-Mail: info@ina-gmbh.de

Literatur, CDs, MCs und Videos
(unter www.dahlke.at finden sich alle Titel mit Inhaltsverzeichnis)

Veröffentlichungen von Ruediger Dahlke

Von der Weisheit unseres Körpers. München: Knaur 2004

Aggression als Chance. München: Bertelsmann 2003.

Krankheit als Symbol – Handbuch der Psychosomatik.
München: Bertelsmann 2000.

Krankheit als Sprache der Seele. München: Bertelsmann 1992,
und München: Goldmann 1997.

*Lebenskrisen als Entwicklungschancen. Zeiten des Umbruchs
und ihre Krankheitsbilder.* München: Bertelsmann 1995.

Mandalas der Welt. Ein Meditations- und Malbuch. München:
Hugendubel 1985, und München: Heyne 1998.

Arbeitsbuch zur Mandalatherapie, München: Hugendubel 1999.

Bewußt Fasten. Ein Wegweiser zu neuen Erfahrungen. München:
Goldmann 1980.

Die Leichtigkeit des Schwebens. Beschwingte Wege zur Mitte.
München: Integral 2003.

Entschlacken – Entgiften – Entspannen. Natürliche Wege zur Reinigung.
München: Hugendubel 1998.

*Frauen-Heil-Kunde. Be-Deutung und Chancen weiblicher
Krankheitsbilder* (mit Margit Dahlke und Volker Zahn).
München: Bertelsmann 1999.

*Gewichtsprobleme. Be-Deutung und Chance von Über-
und Untergewicht.* München: Knaur 1989.

*Der Weg ins Leben. Schwangerschaft und Geburt aus
ganzheitlicher Sicht* (mit Margit Dahlke und Volker Zahn).
München: Bertelsmann 2001.

*Verdauungsprobleme. Bedeutung und Chance von Magen-Darm-
Problemen* (mit Robert Hößl). München: Knaur 1990.

Herz(ens)probleme. Be-Deutung und Chance von Herz-Kreislaufsymptomen. München: Knaur 1990.

Psychologie des blauen Dunstes. Bedeutung und Chance des Rauchens. München: Knaur 1989.

Reisen nach Innen. Geführte Meditationen auf dem Weg zu sich selbst. Buch und zwei Übungskassetten mit Text und Musik. München: Hugendubel 1994.

Säulen der Gesundheit. Körperintelligenz durch Bewegung, Ernährung, Entspannung (mit Baldur Preiml, Franz Mühlbauer). München: Hugendubel 2000.

Die wunderbare Heilkraft des Atmens. Körperliche, seelische und spirituelle Regeneration durch unsere elementarste Fähigkeit (mit Andreas Neumann). München: Integral 2000.

Das Senkrechte Weltbild – Symbolisches Denken in astrologischen Urprinzipien (mit Nikolaus Klein). München: Hugendubel 1986.

Krankheit als Weg (mit T. Dethlefsen). München: Bertelsmann 1983, und München: Goldmann 2000.

Spirituelles Lesebuch (mit Margit Dahlke). München: Knaur 1996.

Habakuck und Hibbelig. Das Märchen von der Welt. München: Heyne 1987.

Woran krankt die Welt. Moderne Mythen gefährden unsere Zukunft. München: Riemann 2001.

Meditations Führer (mit Margit Dahlke). Darmstadt: Schirner 1999.

CDs, MCs und Videos

Geführte Meditation, gesprochen von Ruediger Dahlke mit Musik von F. und B. Werber

Selbsthilfe-Programme (Broschur + CDs) zu den Themen: *Entgiften – Entschlacken – Loslassen, Gewichtsprobleme, Rauchen, Ohrgeräusche/Tinnitus und Angst.*

Reihe »Heil-Meditationen« mit den Titeln: *Ohrgeräusche/Tinnitus, Angstfrei leben, Schlafprobleme, Verdauungsprobleme, Mein Idealgewicht, Hoher Blutdruck, Niedriger Blutdruck, Rauchen, Krebs, Allergie, Rückenprobleme, Suchtprobleme, Kopfschmerzen, Leberprobleme, Innerer Arzt I und II, Entgiften – Entschlacken – Loslassen, Lebenskrisen als Entwicklungschancen, Partnerschaft, den Tag beginnen, Tiefenentspannung, Naturmeditationen, Mandalas – Wege zur eigenen Mitte, Schwangerschaft und Geburt, Wege des Weiblichen, Visionssuche, Schatten.* (Goldmann, Arkana-Audio)

Kindermeditationen: *Märchenland und Lieblingstier.* (Goldmann, Arkana-Audio)

Doppel-CDs /MCs: *Elemente-Rituale, Heilungs-Rituale* (Musik von Shantiprem). (Goldmann, Arkana-Audio)

Vorträge

Sternzeichenmeditationen (Margit und Ruediger Dahlke). Carpe Diem, Brucker Allee 14, A-5700 Zell am See, Tel. und Fax 00 43/65 42/5 52 86

Die folgenden Vorträge sind erhältlich bei: Auditorium Netzwerk, Habspergstr. 9a, D-79379 Müllheim, Tel. 0049-(0)7631-170743, Fax 0049-(0)7631-170745, E-Mail: audionetz@aol.com
Vorträge »Ganzheitliche Psychosomatik« auf MC und Video: *Krankheit als Symbol, Die spirituelle Herausforderung, Gesunder Egoismus? Gesunde Aggression?, Geleitete Meditationen, Geführte Phantasiereisen, Sucht, Deutung und Bedeutung von Krankheitsbildern, Reise nach Innen, Übergänge im Leben – Lebenskrisen als Entwicklungschancen, Die Reifungskrisen des Lebens, Die Psychosomatik von Krebs, Gesundheitliche Krise – Krisen des Gesundheitssystems, Die Medizin der Zukunft, Krankheit als Sprache der Seele, Bedeutung der Rituale, Heilung durch Meditation, Gesund sein – Ganzheitlich Leben – was heißt das?, Entgiften – Entschlacken – Loslassen, Depression, Wunden des Weiblichen, Säulen der Gesundheit, Moderne Reinkarnationstherapie.*

Vorträge auf MC: *Aggression als Chance, Entgiften – Entschlacken – Loslassen, Säulen der Gesundheit, Sucht und Suche, Reisen nach Innen –*

Heilung durch Meditation, Übergänge im Leben, Gesundheitliche Krisen – Krise des Gesundheitssystems, Psychosomatik von Krebs, Gesund sein – ganzheitlich leben, Krankheit als Sprache der Seele, Krankheit als Symbol, Krankheit als Weg, Medizin der Zukunft, Gesunder Egoismus – Gesunde Aggression, Depression.

Vortrags-Videos: *Woran krankt die Welt? Die Leichtigkeit des Schwebens, Bedeutung der Rituale in Vergangenheit und Gegenwart, Deutung und Be-Deutung von Krankheitsbildern, Reifungskrisen des Lebens, Moderne Reinkarnationstherapie – Erfahrungen aus 20 Jahren* (alle auch als Audio-Kassetten).

Tagesseminare auf MC: *Deutung und Be-Deutung von Krankheitsbildern, Krankheit als Symbol, Wunden des Weiblichen, Säulen der Gesundheit, Spirituelle Herausforderung, Gesunder Egoismus, Gesunde Aggression.*

Vita

Dr. med. Ruediger Dahlke, Jahrgang '51, studierte Medizin in München. Weiterbildung zum Arzt für Naturheilweisen, in Psychotherapie und Homöopathie. Seit 1978 ist er als Psychotherapeut, Fasten-Arzt und Seminarleiter tätig. Als Autor und Referent ist er eine der renommiertesten Persönlichkeiten im Bereich der Psychosomatischen Medizin und Gesundheitsbewegung. Im Heil-Kunde-Zentrum Johanniskirchen/Niederbayern wird seine Arbeit seit 15 Jahren in die Praxis umgesetzt. Seine Fasten-Seminare »Körper – Tempel der Seele« (für Einsteiger) und »Fasten – Schweigen – Meditieren« (für Fortgeschrittene) erfreuen sich seit über 20 Jahren regen Zuspruchs.

Danksagung

Für Korrekturen und Anregungen danke ich Christa Maleri, Susanne Miesera und Elisabeth und Evelyn Mitteregger.

Register

Abend 38, 69, 78, 109, 113f., 121
Abführmittel 91
Abwehrkraft 24
Algen 124
Allergien 24, 42, 144
Angst 37, 58, 87, 134
ansteigende Fußbäder 100
Ärger 95
Aschermittwoch 26
Atem 6, 25, 47, 68, 127
Ayurveda 76

Ballast 27
Bewegung 6, 9, 32, 43ff., 48, 52, 59, 69, 76, 84, 89, 92, 98, 100, 134, 143
Blähungen 78
Bluthochdruck 25, 96, 123
Buchinger, Otto 9, 23, 29
Buddhismus 19

Christus 98
Colon-Hydro-Therapie 90

Darm 17, 33, 63, 73, 83, 88, 90ff., 111, 115
Darmflora 90
Darmmassage 64
Dickdarm 14
Drei-Felder-Wirtschaft 118
Durchblutung 95f., 99, 127

Einlauf 88ff., 105, 111
Eiweiß 87, 112f., 116f., 120
Emotionen 37, 59, 96
Enzyme 113

F.X. Mayr 63f.
Fastenseminar 27, 48, 78, 131
Fastenzeiten 9, 25, 27, 29, 32ff., 44, 46, 63, 84, 102, 107
Feng-Shui 20
Fett 15ff., 22, 47, 64ff., 79, 87, 112, 116f., 120, 126, 131
Fisch 113, 115, 124
Fleisch 47, 63, 113ff., 121, 124
Freude 44ff., 66, 68, 102, 127
Frühstück 109, 112, 121, 123

Gallenblase 17
Gefäße 17
geführte Meditationen 42, 82
Gemüsesuppe 65, 80
Gesellschaft 5, 15, 17, 24, 34, 70, 95
Getreide 123f.
Gewichtsprobleme 6, 10, 32, 52, 59, 68, 82, 108f., 119f., 126, 133f.
Gewürze 66, 80, 112f., 123f., 125
Gicht 24f.
Glaubersalz 90f.
Grander, Johann 76

Haut 6, 42, 48, 55ff., 83f.,
Herz 17, 37, 42, 59, 84, 98ff., 134,
142f.
Herzinfarkt 24
Hildegard von Bingen 26, 38
Hingabe 22, 98, 108
Homöopathie 28, 85, 98, 101,
137
Hungern 64

Instinktotherapie 114
Islam 19

Jahreszeit 14, 26f., 125
Judentum 19

Kaffee 74, 79, 81f., 124
Kauen 8, 63f., 86, 110, 113
Kindheit 46, 102
Kirche 9, 26
Klima 31, 47
Klöster 9
Kopfschmerzen 24, 42, 81, 89f.,
101, 135f.
Krebs 23, 135
Kreislauf 7, 45, 79, 96ff.
Kreislaufprobleme 55, 99, 101
Krisen 8, 31f., 34, 42, 69, 103ff.,
133, 135f., 142

Laster 26
Leber 14, 17, 25, 29, 83, 95ff.,
127
Leberwickel 7, 35, 94ff.
Liebe 85
Lunge 83, 97

Machermedizin 5, 22, 24
Massage 9, 64, 84, 99f.

Meditation 6, 18, 22, 34, 38, 41f.,
46, 50f., 64, 70, 82, 96,102f.,
105, 108, 128, 133f.
Meersalz 80
Milchprodukte 113, 116, 120, 124
Mineralwasser 75, 124
Mond 27f., 34
Mundgeruch 32, 78, 82

Nahrungsmittel 63, 121ff.
Niere 17, 24, 83

Obst 47, 65, 73, 79, 88, 110,
112ff., 117ff., 123ff.
Ohr 99

Paracelsus 20
Periode 38f.
Psychotherapie 6f., 18, 23, 25, 27,
36, 43, 47f., 56, 59, 68, 82, 89,
131, 137, 142

Qi Gong 6, 45

Reflexzonen 99
Rheuma 24
Ritual 8, 24, 27, 29, 42, 110,
135f.
Rohkost 113f., 122f.

Salz 8, 55, 64ff., 80, 86, 111ff.,
124, 128, 132
Salzverzicht 17, 64
Sättigungsreflex 8, 108
Sauerstoff 45, 48, 52, 59, 69, 75f.,
84, 88, 98, 100, 132
Sauna 6, 46, 122
Schatten 34, 42, 48, 68, 94, 105,
135

Schauberger, Viktor 76
Schmecken 77, 79, 105
Selbstvergiftung 88
Sicherheit 50, 69
Sport 48, 52, 87
Stress 5, 24, 28, 49, 121, 144
Sucht 7, 23f., 81f., 135
Sunrider 126, 132

Teilfastendiäten 7, 63, 67
Tepidarium 6, 46f., 66
Thermalbäder 47
Trockenbürsten 84

Übergewicht 10, 30, 32, 59
Übersäuerung 6, 8, 47, 49,
  117f.
Unverträglichkeiten 77

Verdauungsprobleme 59, 133,135,
  142
Verschlackung 67
Verstopfung 80, 90
Vertrauen 22, 50
Vitamine 57, 118f., 122, 125

Wasser 7, 29, 33, 46, 51, 58, 64,
  66f., 69f., 74ff., 81, 84ff., 90ff.,
  97, 100, 111, 114, 125f., 132
Wechselduschen 100
Weihnachten 107

Yang 35, 126
Yin 35, 126
Yoga 6, 38, 45

Zucker 86, 117f.

Anmerkungen zu Ruediger Dahlke-Titeln:

1 Siehe dazu das ausführliche Kapitel in: *Bewußt fasten*. Goldmann Verlag
2 *Schlafprobleme*. Goldmann Verlag, Reihe Arkana-Audio
3 *Tiefenentspannung*. Goldmann Verlag, Reihe Arkana-Audio
4 Siehe dazu *Reisen nach innen*. Heyne Verlag
5 *Mandalas der Welt* und *Arbeitsbuch zur Mandala-Therapie*.
   Hugendubel Verlag
6 ders., Franz Mühlbauer: *Den Tag beginnen*.
   Goldmann Verlag, Reihe Arkana-Audio
7 ders., Baldur Preiml, Franz Mühlbauer:
   Die Säulen der Gesundheit. Irisiana Verlag
8 Ausführliches dazu in ders. und A. Neumann:
   Die wunderbare Heilkraft des Atmens. Integral Verlag
9 *Entschlacken – Entgiften – Entspannen*. Irisiana Verlag
10 *Entgiften – Entschlacken – Loslassen*. Goldmann Verlag, Reihe
   Arkana-Audio
11 *Hautprobleme*. Goldmann Verlag. Reihe Arkana-Audio
12 ders., Robert Hößl: *Verdauungsprobleme*. Knaur Verlag;
   ders.: *Krankheit als Symbol*. Bertelsmann Verlag
13 *Mein Idealgewicht*. Goldmann Verlag, Reihe Arkana-Audio
14 *Angstfrei leben*. Goldmann Verlag, Reihe Arkana-Audio
15 Infos zu unserer Psychotherapie: www.dahlke.at oder Heil-Kunde-
   Zentrum Johanniskirchen, D-84381 Johanniskirchen, Schornbach 22,
   Tel.: 08564/819, Fax: 08564/1429, E-Mail: Hkz-dahlke@t-online.de
16 *Wunschgewichtprogramm* und *Rauchen*. Beide Goldmann Verlag,
   Reihe Arkana-Audio
17 *Herz(ens)probleme*. Goldmann Verlag, Reihe Arkana-Audio
18 *Lebenskrisen als Entwicklungschancen*. Goldmann Verlag, Reihe Arkana-Audio
19 *Die Leichtigkeit des Schwebens*. Integral Verlag

Anmerkungen zu weiteren Titeln:

20 Temelie, Barbara: *Ernährung nach den Fünf Elementen*, Joy-Verlag
21 Grillparzer, Marion: *Die magische Kohlsuppe*, Gräfe & Unzer

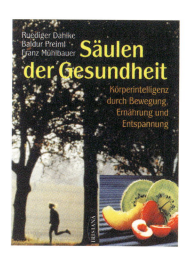

Ruediger Dahlke / Baldur Preiml / Franz Mühlbauer
Die Säulen der Gesundheit
Körperintelligenz durch Bewegung, Ernährung und Entspannung

248 Seiten, Festeinband
ISBN 3-7205-2116-8

Schon Hippokrates beschwor die »Säulen der Gesundheit« –
Bewegung, Ernährung, Entspannung, Bewusstsein und Umweltverantwortung.
Von jeder dieser Säulen aus kann man seine Lebensqualität steigern,
und alle zusammen ergeben den wunderbaren Effekt ansteckender Gesundheit.
Mit zahlreichen Abbildungen, vielen einfachen bis anspruchsvollen Übungen und
einer Fülle von Anregungen ist dieses Buch eine Anleitung für
ein Leben auf einer gesünderen Basis für jeden, dem seine
Gesundheit am Herzen liegt.

IRISIANA

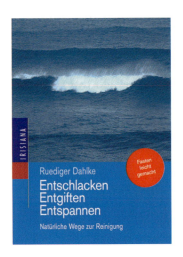

Ruediger Dahlke
Entschlacken, Entgiften, Entspannen
Natürliche Wege zur Reinigung

144 Seiten, Broschur
ISBN 3-7205-2421-3

Entschlacken Sie Ihren Körper auf natürliche Weise!

Ob Heilfasten oder Kneipp-Anwendungen – Arzt und Bestsellerautor Ruediger Dahlke verschafft einen fundierten Überblick über die unterschiedlichsten Entschlackungsmethoden und erläutert die tieferen Zusammenhänge zwischen Organismus, Psyche und Umwelt. Denn nur wer seinen Körper regelmäßig entgiftet, kann den Folgen von Umweltverschmutzung, Fehlernährung und Stress auf natürliche Weise entgegenwirken, Krankheiten und Allergien vorbeugen und dauerhaft gesund und vital bleiben.
Ein kompetentes und praxisnahes Kompendium für alle Leser, die ihren Körper auf natürliche und bewusste Weise entschlacken wollen!

IRISIANA